新装版

枯れないからだ

森田敦子

河出書房新社

はじめに

私は植物療法士として活動しています。植物療法（フィトテラピー）は非常に優れた人類の叡智で、私は今でも学び続けていますが、私の学んでいるフランスでは、そもそも医学や医療の中心に「性医学（セクソロジー）」というものが核として存在しています。本書で主にお伝えする「膣まわりのケア」とは、女性の性医学の基礎知識であり、植物療法の適用法の一つです。

健康は、バランスのとれた食事と運動、睡眠等によって維持され、その土台があれば病院に行くほどではない不調や、加齢によって生じる不調はフィトテラピーの活用で軽減することができます。しかし、フィトテラピーがどんなに優れていても、私たちの命の根源である「性（セクシュアリティ）」の部分が健全でなければ、その効果を十分に体感することはできません。これは私自身の実体験でもあります。

日本人である私たちは「性」に関する話をためらいがちです。しかし、そのためらいや恥じらいが行きすぎた結果、少子化（不妊）・孤独死などが社会問題となり、「世界一のセックスレス国」という調査結果も出ています。これらの問題を解決するのは容易なことではありません。しかし、まずは女性一人ひとりが「女性の体」を正しく理解することが、小さいようで大きな一歩になるのです。

そのきっかけが「腟まわりのケア」。今までこの問題に蓋をしていた方ほど、本書の内容に驚くかもしれませんが、心配は要りません。日本人女性のほとんどが自分の体を理解しておらず、ほとんどの人が同じようなことに悩んでいるからです。決してあなただけではありません。

あなたの体の中には、あなたがもっともっと健康に、美しく、そしてもっともっと幸せになるパワーや秘密が宿っています。本書によって、一人でも多くの方が、秘めている女性性を認識するきっかけになれば、これ以上の喜びはありません。

植物療法士　森田敦子

新装版
枯れないからだ

Contents

Prologue
自分を思う心が、枯れないからだを作る

Chapter1
更年期も閉経も怖くない。
膣まわりのケアこそ最高のエイジングケア

Chapter2
50代からはじめる膣まわりのケア

Chapter3

ゆらぎ世代の悩みが解消する「うるおい」習慣

Chapter4

腟まわりのケアからはじまる幸せな老後・幸せな介護

膣まわりの正しいケアとは

見て触れること

自分の膣まわりを見て触れる習慣が、あなたの心身の健康を守ります

正しく洗浄すること

排尿、排便後、そして入浴での正しい洗浄があなたの健康を守ります

正しく保湿すること

膣も老化します。お顔の保湿以上に、膣は保湿が必要な場所です

正しく鍛えること

膣は筋肉でできています。適度な運動が欠かせません

粘液力（膣のうるおい）は免疫力

粘液力が高いということは健康ということです

粘液力が高ければ老化を遅らせることができます

粘液力が高ければ更年期症状が気にならなくなり、
あるいは更年期をうまく乗りきれます

粘液力が高ければ生涯「女性」を楽しめます

粘液力が高ければ閉経後でもセックスを楽しめます
あるいは閉経後のほうが、セックスが楽しくなります

膣まわりと幸せな老年期

膣まわりのケアをしておくと、老後の不安が解消されます

膣まわりのケアをしておくと、介護する側になっても穏やかでいられます

膣まわりのケアをしておくと、介護される側になっても穏やかでいられます

膣まわりのケアをしておくと、人生の終盤を幸せなまま過ごせます

アルナール医学博士のことば

日本では慎み深く恥じらいを持つことが女性の美学であると教えられてきた歴史があるため、デリケートゾーンのことを話題にするのはタブー視されてきたことを私のかつての教え子であり、友人の敦子さんから聞いて知りました。

このことは、日本が世界の中でも際立って少子化とセックスレスの問題を抱えていること、また乳がんや子宮がんの検診率が低い国であることと無関係ではありません。

フランス女性は高齢になっても女性としての「性」を失わないように、自分が女であることを強く意識して生きています。女性性をいつまでも保ち続けるにはデリケートゾーンのケアがとても大切だと知っているので、セルフケアを怠らず、気になることは婦人科のホームドクターにすぐ相談します。

膣の粘膜がうるおっていることは、女性がいつまでも美しく輝き、健康を維持するのに最も重要です。

パリ 13 大学 医学部元教授
産婦人科専門医
Bérengère Arnal
ベランジェール アルナール

閉経こそ本当の意味での女性のスタートライン

閉経を迎えるまでの女性の人生は、女性ホルモンによって左右される部分が多いもの。でも閉経を迎え、女性ホルモンの影響が少なくなると、今度は女性性を育てることで、**自ら女性ホルモンを活性化させていくステージ**に突入します。

「女に生まれた」というどちらかといえば受け身の人生から、**「女になる」という能動的な人生へとシフトチェンジが起こるのが、更年期であり閉経という節目の期間**なのです。

ここでどうやって自分の体を育て直すか。パートナーシップを育て直すか。ここに真摯に向き合えるかどうかが、その後の50年の女性の人生を左右します。

他の体の部位と違い、膣の成熟は40代、50代と年齢を重ねるほどに進みます。その証拠として性的喜びのピークは女性の場合60代後半で訪れることが性科学の研究でも報告されています。**神様は出産や閉経のずっと後に「真の性の快感」を用意しているのです。**閉経して女性性をクローズしてしまう人には見出せない喜びがそこに待っているのです。

これはなぜでしょう。私は、**神様が「女性の人生を生涯楽しんで」と言ってくれているから**だと思っています。

女性が膣まわりを大切にすることは、女性が幸せに生きる上での基本です。

女性として人生を最後まで謳歌する権利は、すべての女性に与えられています。

膣まわりのケアの基本

洗う＋保湿する

大陰唇と小陰唇のヒダを指で優しくつまむように洗います。ヒダの裏側にたまりやすい恥垢をしっかり取り除き、肛門のまわりのシワの間も洗います。

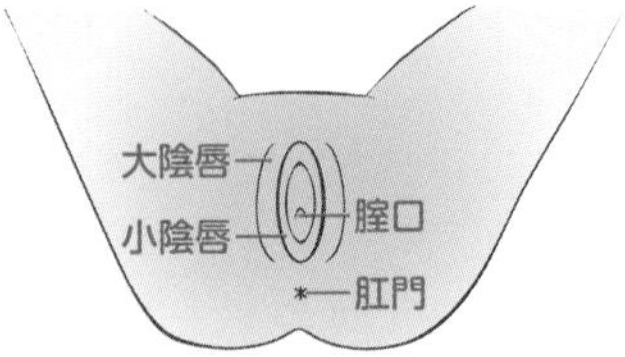

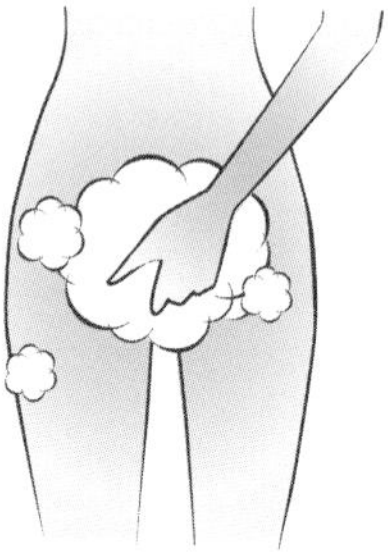

お肌を軽く濡らし
ソープを泡立てて
優しく洗いましょう。

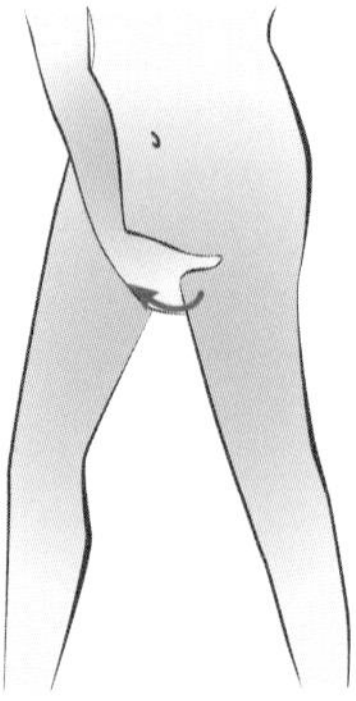

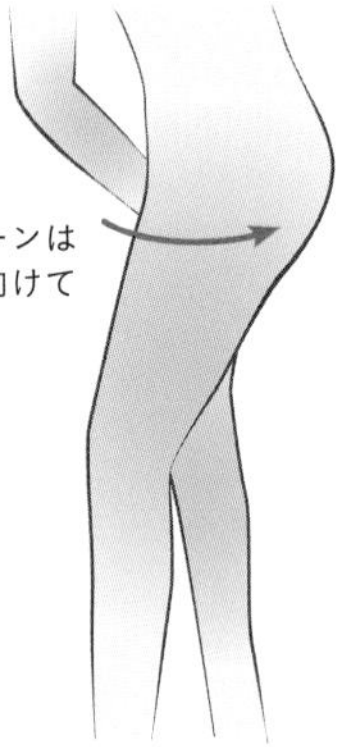

デリケートゾーンは
前から後ろに向けて
洗います。

お風呂から出たら、タオルで拭かず残っている水分といっしょに専用保湿液を塗りましょう。お尻側から前方向に塗ります。

腟まわりのケアの基本

骨盤底筋群とそのトレーニング

吸う

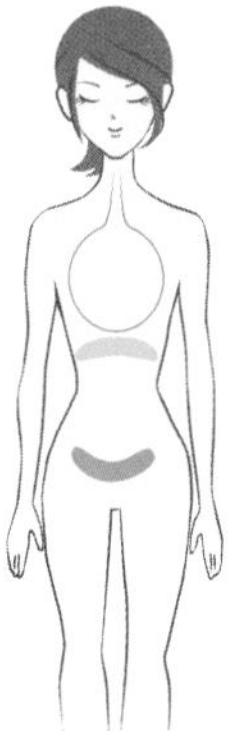

息を吸いながら
胸を広げ、引き
上げた骨盤底筋
群をゆるめる

吐く

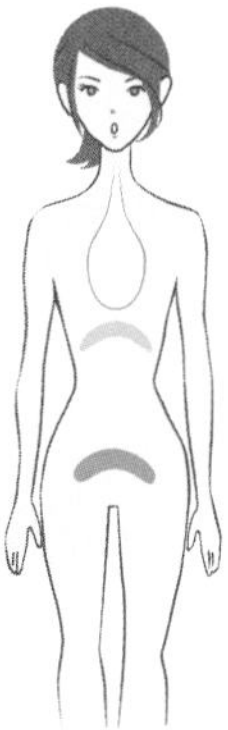

息を吐きながら
骨盤底筋群（最
初は腟や肛門）
を引き上げていく

骨盤底筋群

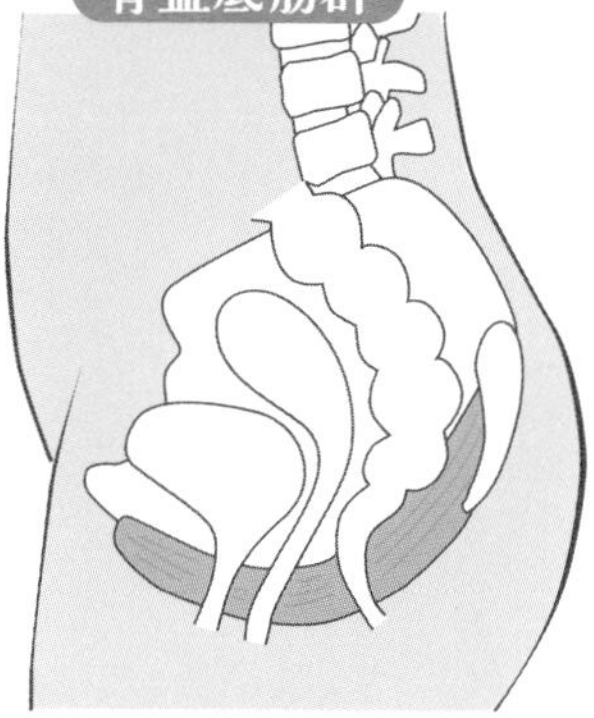

子宮、直腸、膀胱をハンモックのように
支えている筋肉

座って

椅子に座ったら息
を吐く時に椅子の
座面を腟まわりで
引き上げていくイ
メージ

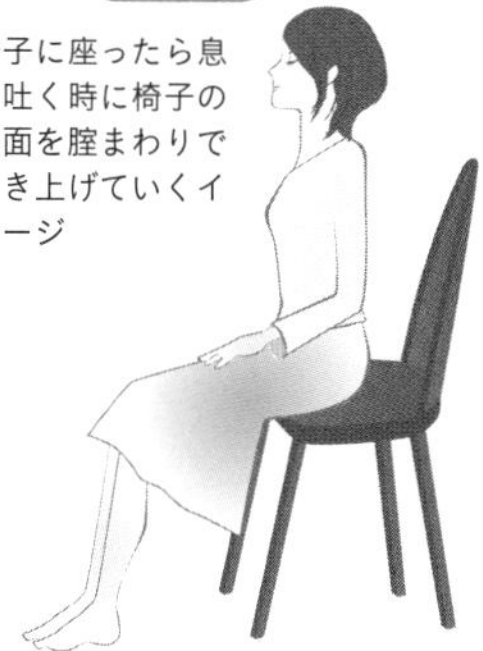

立って

立った姿勢でも
同様に呼吸に合
わせて骨盤底筋
群を動かす

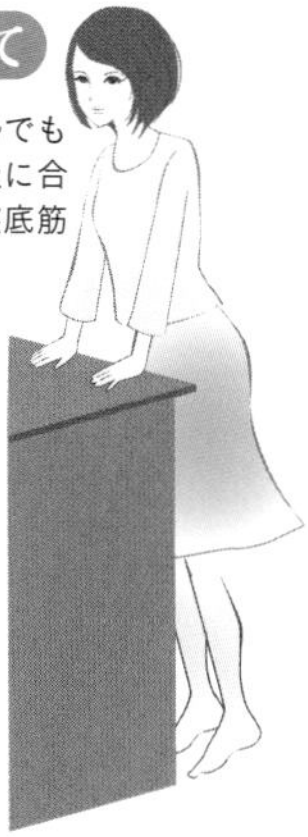

どのタイプでも
よいので、1日5分
程度は継続して
トレーニングを
しましょう

膣まわりのケアの基本

膣の中を知る（オイルマッサージとセクシャルセルフケア）

膣の中

手を清潔にしたら膣に触れ、膣の中に指を入れてみて快感ポイントのGスポット・ポルチオや膣外のクリトリスの場所を把握する

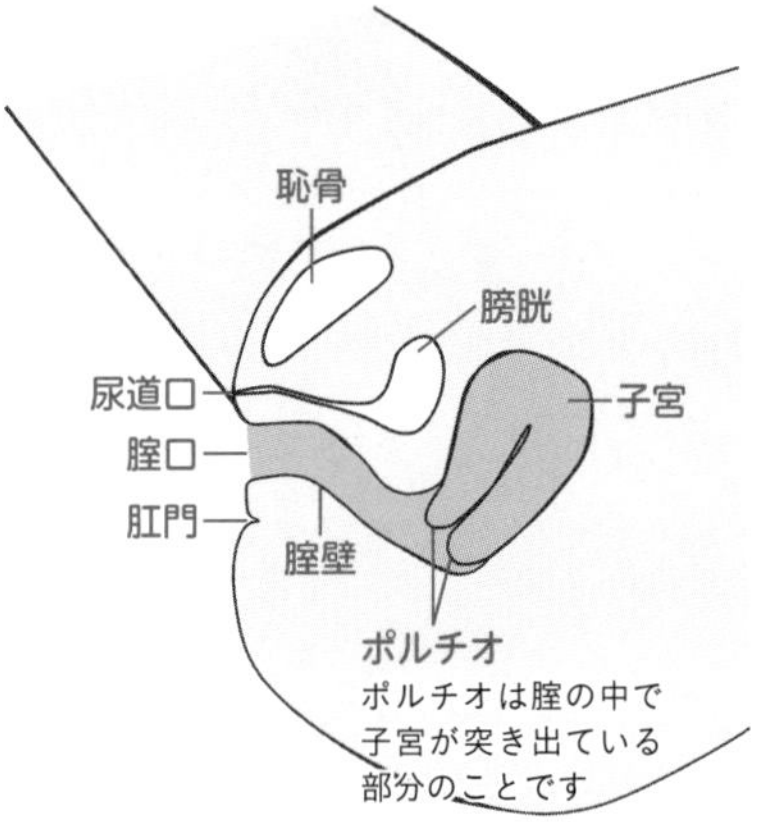

オイルマッサージをする

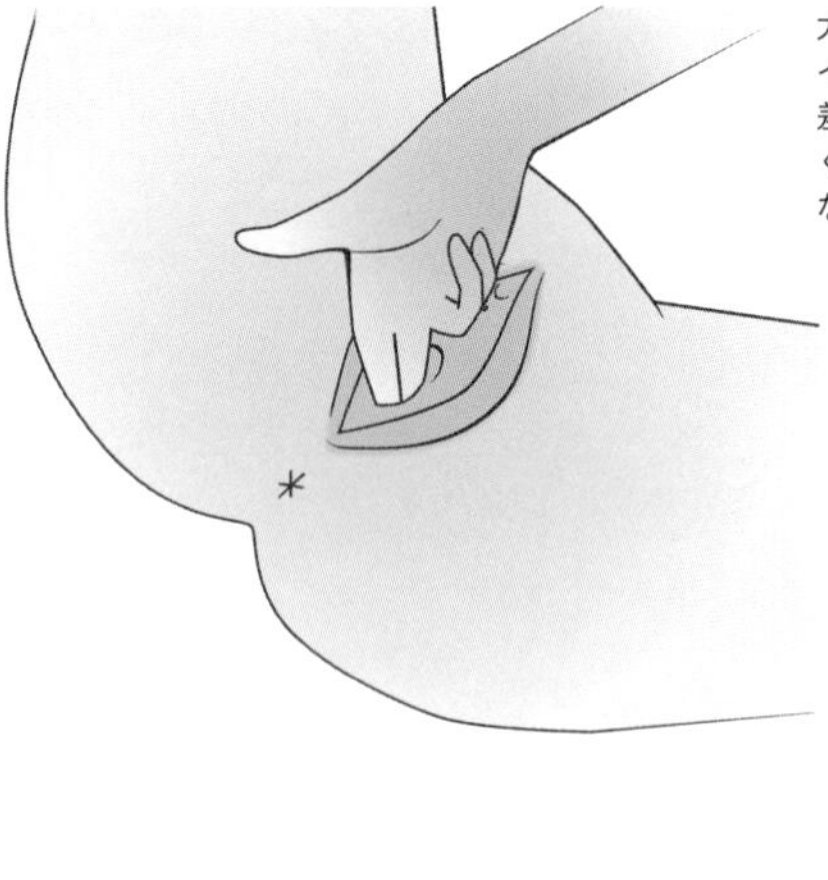

大陰唇、小陰唇のまわりにオイルを塗ったら、オイルを人差し指と中指に塗り第二関節くらいまで膣の中にも入れてなじませる

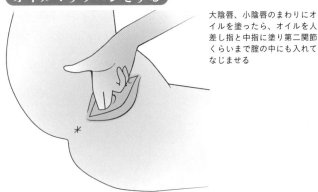

Prologue

自分を思う心が、
枯れないからだを作る

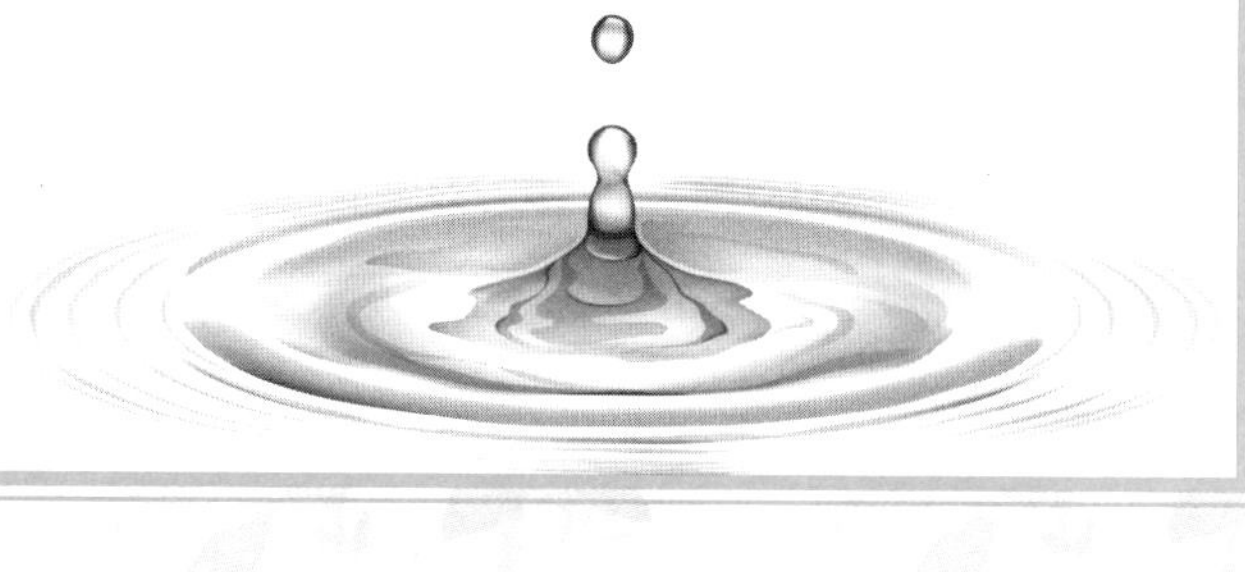

あなたにとって「膣」とはどんな場所ですか？

あなたにとって膣とはどんな場所でしょうか？

出産を終えたから用のない場所
閉経を迎えたから用のない場所
セックスをする場所
不潔な場所
不快な場所
卑猥な場所
見たり触ったりしてはいけない場所
よくわからないし、考えたこともない場所

もし、膣に対してネガティブなイメージを一つでもお持ちなら、それはとても悲しいことです。なぜなら膣はネガティブなものではなく、神聖な場所だからです。

愛を確かめ合う場所であり、妊娠や出産という奇跡を経験させてくれる場所。あなたに出産の経験があれば、あなたの宝物であるお子さんが通ってきた命の道です。神様が女性だけに与えてくれた、こんなにも素晴らしい場所が、ネガティブなものであるはずがありません。

そしてもう一つ。**膣、尿道、肛門を含む膣まわり**は、あなたの体の中でもあなたの心と体の状態を大きく左右する重要な場所であり、**大切な臓器の一つ**なのです。

膣まわりを単なる生殖器、あるいは排泄のための「穴」としか捉えていないのなら、それは大きな誤解です。

肺・胃・肝臓・腎臓といった他の臓器と同じように、膣は私たちの健康を支えてくれている大切な体の一部です。

そして私たち女性は、命のはじまりから終わりまで、ずっと膣まわりにお世話になっています。肛門からは便が、尿道からは尿が出ることで、私たちの体の内側にある不要なものは毎日排泄されていきます。

体調が悪くなると「デトックスが必要」と考える人もいるでしょう。健康を維持する上で「排泄」は入れること以上に大切なこと。排泄の役割や重要性について、ここで説明する必要もないほどです。

加えて女性には膣があり、膣からはおりもの、そして月経血が排出されます。おりものは膣まわりを自浄するのに欠かせないですし、膣粘液は排卵期に精子を受け入れて妊娠が成立するのを助けてくれます。月経も、出産の希望や経験の有無にかかわらず、子宮内膜を厚くして妊娠するための準備をしてくれていたことを知らせてくれるものでもあります。

膣まわりが満たされていると、心が満たされる理由

「女性はホルモンの生き物だ」という言葉を聞いたことがあると思います。脳の中にある視床下部などがホルモンバランスを司っていますが、膣は脳と自律神経や迷走神経でつながっているので、膣の健康状態は脳やホルモンバランスに影響を与えます。膣と脳がつながっていることは科学的にも証明されています。

簡単にいえば**「膣が満たされていれば脳も満たされる」「膣がハッピーなら脳もハッピーで、心がハッピー」**ということです。

例えば、恋愛が充実していて心身が満たされている時に、周囲から「綺麗になった

んじゃない？」と褒められた経験はないでしょうか。生理後はおりものが少なくなり腟まわりもすっきりするので気分や機嫌がよくなる、という女性も多いはず。

一方、腟まわりに不快感があるとそれだけで憂鬱になり、落ち込みます。生理痛があまりにひどいと、日常生活に支障が出ることもあります。出産後、腟まわりの痛みがなかなか治らず、数ヶ月経っても「普通に座れない」「歩けない」「トイレが苦痛」といった経験をした女性も多いはずです。

体の構造上、女性は膀胱炎や痔といった腟まわりの病気にもかかりやすいですが、これらの病気の経験がある人は、腟まわりに不快感がないことがいかに幸せかを経験的に知っているはずです。これらの経験がなかったとしても、女性は40歳を超えたあたりから、心身のバランスを崩しやすくなります。一般的に「更年期」「プレ更年期」という言葉で「ホルモンのせい」と片付けられがちですが、これは腟まわりがアンハッピーになりやすい時期だと言い換えられます。体のあちこちに衰えを感じはじめるようになる時期ですが、膣まわりも衰えはじめるからです。

でも心配する必要はありません。「膣が満たされていれば脳も満たされる」「膣がハッピーなら脳も心もハッピー」。このことを膣まわりのケアをしている世界中の女性たちが証明してくれています。

膣まわりのケアをはじめることで、私たち日本人女性、しかも更年期以降の女性はもっともっと幸せになれます。

そして、**膣まわりケアの最も優れているところは、いつからでもはじめられること。膣まわりのケアをはじめるのに「早い」も「遅い」もないのです。**

更年期こそ膣ケアの最適なスタート時期

あなたがいくつであろうと今日から膣まわりのケアをはじめていただきたいのですが、もしあなたが「更年期」に該当するのであれば、ケアをはじめるのにぴったりな時期ですから、「ラッキー」と思っていただけたらとても嬉しいです。

皆さんもご存知のとおり、更年期になると症状の有無にかかわらず、女性ホルモンの分泌量がぐっと低下していきます。これによって私たち女性の心身は大きく揺らぎます。「プレ更年期」といって、最近は30代から症状が出てくる人も増えています。

このことを知っていても「老化現象だから仕方がない」と、何もしないでただ耐えてやり過ごす、とにかく時間が過ぎるのを待っている女性が少なくありません。

女性にとって「女性ホルモンが何よりも大切」ということはみんな知っているのに、それを減らさない、あるいは活性化させるための方法についての情報はあまり多くないからかもしれません。ですから更年期症状が出てしまってから、慌てて食事やサプリメントで対策する人がほとんどです。でも女性ホルモンのためにできることは、実はもっと他にあるのです。

答えからいえば、女性ホルモンを活性化させるために一番効果があるのは、女性ホルモンの分泌とダイレクトに関係する「膣まわりのケアをすること」です。

そしてこのことを知らない日本人女性が多いと感じます。

一度きりの人生を思い切り謳歌したいはずなのに「更年期だから」「もう年だから」と、できる対策や予防をしないでやり過ごすのは、非常にもったいないことです。

膣まわりのケアで女性ホルモンは賦活する

それだけではありません。現代に生きる日本人女性はとにかく忙しい。「更年期だから」といっても、誰も容赦してくれません。仕事はもちろん、家のこと、そして家族のケア、介護や子育てとのダブルケアを強いられている人も少なくありません。自分のことなんて当然「後回し」という女性がほとんどなのです。そのような過酷な状態に体の不調が加わったら、トリプルパンチどころの騒ぎではありません。

あっという間に60代、70代を迎え、気がついた時にはボロボロ……なんてことにもなりかねないのです。

でもこの本を読んで、正しい知識を得て正しいケアを実践していただければ大丈夫。

膣まわりのケアをすることで、女性ホルモンはいくつになっても賦活化して活性化させることができる

特に女性ホルモンが減りはじめる更年期、あるいはプレ更年期から膣まわりのケアをスタートさせると、その効果を体感しやすいと思います。

女性ホルモンがしっかり分泌されている時期は、特別なことをしなくても問題なく過ごせていた人は多いはず（できれば、初潮を迎えた思春期から正しいお手入れをスタートさせることが大切です）。でも更年期になった途端に、膣まわりのトラブルや体調不良に悩まされる。これは、**この時期にこそ必要なケアがあるのに、それを知らず、何も対策をしないからです。**

更年期には更年期の、老年期には老年期の膣まわりの取り扱い方があります。

膣まわりのお手入れで、幸せな老年期が手に入る

女性の一生を「性」の観点からみると「思春期」「成熟期」「更年期」、そして閉経後からの「老年期」と、大きく4つのステージに分けることができます。どのステージであろうとも、**女性として生まれたのであれば、基本的には一生女性です**（もちろん性の多様化については、肯定されるべきです）。**ところが更年期を境に、自らの女性性を終わらせてしまう人が多くいます。**

閉経を迎えた途端、「もう終わったから」とか「もう上がったから」とわざわざ口にしたり、おしゃれやメイクからも遠のいてしまう女性は案外多いのです。

もしそれを望んでいるのであればそれも一つの選択です。しかし閉経しても女性で

ありたい、パートナーに女性として大切に扱われたいと願うのであれば、**閉経後〜高齢者とされるまでの期間**にこそ自分の「性」に真剣に向かい合ってほしいのです。

認知症や寝たきりではなく、ある程度自立できている高齢者なら、いくつになっても性欲は維持されます。若い頃と同じようなセックスはできなくても、子どもの頃のような淡い恋心を抱いたり、何かにときめいたりするのです。私は多くの介護施設に足を運んでいますが、このことを肌で感じています。

そしてこの力（性欲）こそ、生命力と幸福度を抜群に高めてくれます。恥ずかしいことでもなんでもありません。それなのに「年だから」と言ってこの欲求をなかったことにしたり、封印したりするのはおかしなこと。

広い意味での「性欲」を閉経後こそ維持することが幸せな老年期を過ごす秘訣です。そして「性」に向き合う最適な方法が「膣まわりのお手入れ」なのです。

閉経しても女の人生は50年続く

「人生100年時代」という言葉がよく聞かれるようになりました。「100歳まで生きるのか〜」なんてぼんやり考えている人も多いと思いますが、もっと具体的にイメージしてみてほしいことがあります。それは「閉経後の人生が約50年続く」ということです。「閉経したらおばあちゃんになって終わり」とはいかない時代なのです。50年も時間があればまだまだいろいろなことにチャレンジできます。何かを一からスタートしてもその道の「プロ」になれるくらい十分な時間です。

最後まで、可能な限り健康で、自立して過ごしたい。 これが100年時代を生きるすべての人に共通した願いだと思います。でもその願いは一朝一夕で叶うものではありません。今から準備をしておく必要があります。

　将来、施設に入って知らない人から「シモの世話」をされるくらいなら死んだほうがマシ、とか「認知症になったら延命しないでね」といった会話が繰り広げられているのを耳にすることがありますが、そうではなく、今から準備するべきです。**今どんな準備をすれば生涯「排泄」を自立したまま行えるのか、考えたことはありますか？そのための行動を積み重ねていますか？**

　筋肉は使わなければどんどん弱くなります。もしあなたが、すでに尿漏れや膣まわりのトラブルを抱えているのであれば、膣も筋肉ですから弱くなりはじめているサインです。これを今放置しておいたら90歳になった時にどうなるでしょう。悪化していることはあっても、よくなることはありません。

　しかもあなたの日頃の間違ったケアによって、膣まわりの老化だけでなく、さまざまな病気のリスクを高めている可能性さえあります。

幸せな老年期に向けて、今から膣まわりを育てていく

今のあなたが、膣まわりの正しい扱い方を知らなければ、誰かの手にゆだねた時に自分の尊厳を守ることはできません。２０２５年には４人に１人が後期高齢者（75歳以上）になると計算されています。自分は関係ない、ということはありえないのです。自分が介護される側になった時、どのように扱ってほしいかをきちんと伝えられるかどうかは、今あなたが自分自身をどう扱っているかにかかっています。

あなたが自分の膣まわりを「雑」に扱っていたら、将来、他の人も「雑」に扱うでしょう。逆にあなたが「丁寧に」扱っていたら、他の人も「丁寧に」扱ってくれます。

ですから「今」が大事。遅くはありません。今から膣まわりを育てていきましょう。

Chapter
1

更年期も閉経も怖くない。
膣まわりのケアこそ
最高のエイジングケア

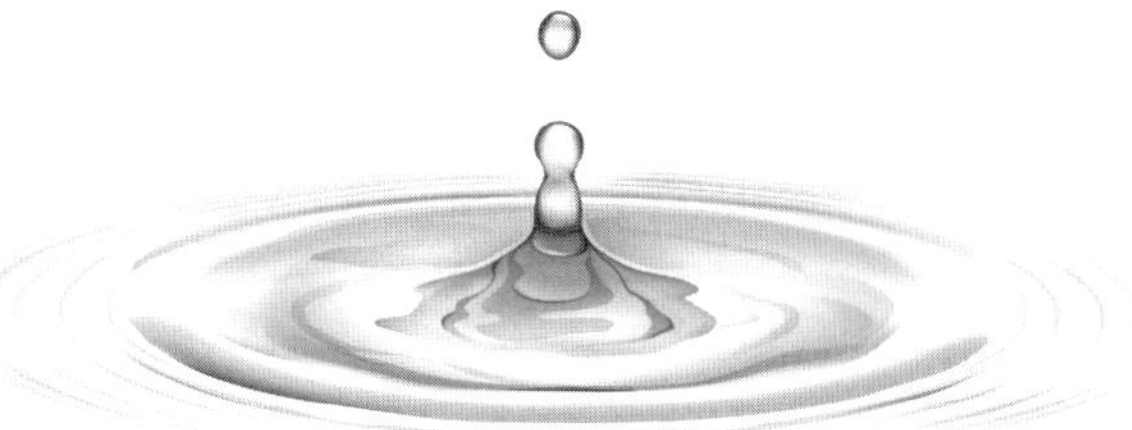

膣まわりに向き合う女性が増えている

膣まわりとは尿道・膣・肛門などを含む、体で最もセンシュアルな（知的な色香がある）部分です。私は「聖域」と捉えていて、**膣の話や膣まわりのケアが当たり前にできなければ、真の健康や幸せは実現しない**という信念を持って活動しています。

とはいえ、膣の話に抵抗がある方や、はしたないと感じる方もいらっしゃることは承知しています。この抵抗感を拭うのは容易なことではありません。私自身もはじめから抵抗がなかったわけではないので、気持ちは十分理解できます。

それに私自身、このテーマを扱いはじめた最初の10年は、ご批判の言葉をいただくばかりで、何度も心が折れそうになりました。間違ったことをしているのではないか、と不安になったことも一度や二度ではありません。

今でこそ全国から世代を超えたくさんの女性が、私の講演に足を運んでくださり、話を真剣に聞いてくれますが、数年前は私が「膣」や「セックス」なんて言葉を口にすると、講演の途中でも退出してしまう方もいらっしゃいました。それだけ重い、そしてクローズドな（閉ざされた）テーマなのでしょう。

私の提唱する膣まわりのケアについて最初に大々的に取り上げてくださったのは、『ヴォーグ』や『エル』といった最先端のファッション雑誌で約7年前のことです。読者もおしゃれで意識の高い女性が多いですから、膣まわりのケアについてスムーズに受け入れてくれる方が多くいました。**海外では当たり前**であることを知っている人も多かったと思います。

そこから徐々に膣まわりのケアが認知されてきましたが、それでもこの問題を受け入れられる人と、拒絶してしまう人との間にはまだ大きな溝があると感じています。

ここ数年は婦人科医や助産師さんなど専門家の方にも私の話を聞いてもらえるようになり、一緒に活動する機会も増えてきています。

講演に来てくださる方々の年齢層は20代から70代まで幅広く、職業もさまざまです。講演の後には、参加者の方と直接お話しできる時間が設けられていることがありますが、そんな場面では、皆さん列をなしてご自身の腟まわりの悩み、性の悩み、介護の不安などを、時に涙を流しながら私に話してくださるようになりました。そして、

「腟まわりのケアを知って希望が生まれた！」「ずっと誰にも言えず気になっていたことの蓋が取れた！」「心にあった重い扉が開いた！」

など、嬉しい言葉をたくさんいただけるようになっています。たった数年で日本人女性は変わってきているのです。

そう、多くの女性が膣まわりの話をしはじめているのです。

膣まわりの話ができるようになり、実際に膣まわりのケアに取り組んでいる女性の皆さんからは、

「膣まわりのかゆみが解消された」「尿漏れが気にならなくなった」「待望の子どもを授かれた」「レスが解消された」「快感がアップした」「エクスタシーを感じるようになった」「なんでもない普通の日にパートナーが突然プレゼントをしてくれた」「自分に自信が持てるようになった」「姿勢がよくなった」「痩せたと言われる」「綺麗になったと言われる」「同居していた義理娘との関係がとってもよくなった」「義理のお母さんの介護がとっても楽になった」「老後の不安がなくなってきた」

など、私が意図していなかったような嬉しい報告が毎日続々と寄せられています。

膣まわりのケアをすることで、やっぱり「女性は変わる」のです。

粘液力は免疫力

膣まわりのケアをするとなぜ変われるのか。まずは「膣」と「健康」に一体どんな関係があるのかについてお話ししましょう。

膣まわりとは「膣・尿道・肛門」のあたりを指しますが、このエリアはそれぞれ「粘膜」に覆われていて、「粘液」を出している場所になります。

私たちの体には膣まわり以外にも粘膜が露出している「穴」がいくつかあります。まずは「鼻」。鼻の穴は呼吸で外部から細菌が侵入しやすいパーツですが、それを鼻毛や鼻水でブロックしています。そして「目」。目も粘膜で覆われていますが、乾燥するとしばしばしたり、コンタクトレンズの方は不快を感じたり、近年は多くの人がスマホ利用などで目の表面をうるおす力の低下したドライアイ（目の乾燥）に悩まされ、それが角膜剥離や視力低下などの原因になることもわかってきています。そして「口」。口腔内は清潔にしていても約2000億個の細菌が生息しているとされますが、唾液の殺菌作用によって虫歯や歯周病、風邪などの感染症を予防しています。

これらの**粘液にはいわゆる「免疫細胞」が存在**していて、粘膜面に存在する免疫を**「粘膜免疫」**といいます。粘液が十分に分泌されていれば免疫力も高まるので、当然ながら病気を予防する力も高まります。

空気が乾燥すると喉や鼻も乾燥し、風邪をひきやすくなります。口の中が乾いて唾液の量が減ると細菌が繁殖して口臭が強くなります。高齢になると口腔内のトラブルが増えるのは唾液の分泌量が低下するからです。こういった例からも、**粘膜にはうるおいが十分あるほうが健康によい**ことはイメージしやすいと思います。

そして膣まわり。ここも鼻や口と同じ「穴」であり、尿道や肛門に近く、細菌との接触が多い部分ですが、やはり粘膜で覆われている「粘膜免疫」です。膣まわりの粘膜がうるおっていれば、免疫によってさまざまな病気を防ぎますが、うるおいが不十分だと乾燥が進み、かゆみなどの皮膚トラブルや性感染症のリスクが高まるのです。

ヨーロッパでは**「粘液力＝免疫力」**というのは常識で、「粘液力の低下は免疫力の低下のサイン」と捉え、**自分の健康のバロメーター**の一つにしています。これが多くの国で「膣まわりのケア」が当たり前に行われている理由です。セックスを楽しむことや、女性としてのたしなみといった側面ももちろんありますが、**健康を維持するために、当たり前のこと**として行っているのです。

膣まわりも目や鼻や口と同じように、うるおっていてこそ免疫力が高まる。ということをご理解いただけたと思います。

膣まわりの老化が加速度的に進む更年期

ところが更年期になり女性ホルモンが急激に減少しはじめると、膣にどんな変化が起こるかをご存知でしょうか。**「うるおいが足りなくなり自浄作用が低下する」**という ことです。**エストロゲンの分泌が少なくなると膣から分泌される粘液の量が減り、やがて閉経を迎えるとおりものの量も減少します。**

膣まわりはいつも細菌にさらされやすい場所です。膣粘液によって清潔が保たれ、病気を防いでくれています。しかし更年期になると粘液の分泌量が低下することで、この自浄作用が低下し、膣まわりのかゆみや炎症、あるいは膣内や子宮内の病気にかかりやすくなるのです。

また、意外に知られていないことですが、膣の内壁も更年期から徐々に薄くなっていきますので、膣の内側に違和感を覚えることも増えてきます。

閉経女性の2人に1人に見られる腟萎縮の問題

皆さんは**「萎縮性腟炎（老人性腟炎）」**という病気をご存知でしょうか。女性ホルモンの減少によって起こる病気の一つで、閉経後の女性のなんと2人に1人が、この症状に悩まされています。

症状としては**外陰部の乾燥、乾燥による痛みやかゆみ、不快感、性交痛、灼熱感、出血、匂いなど**が多いようです。病名は知らなかったけれど、当てはまる症状がある、気になっていた、という人もいるのではないでしょうか。

女性ホルモンの減少が主な原因ですので、閉経前後の女性であれば誰もが発症リスクのある病気です。それにもかかわらず、この病気について相談したり、病院で治療したりする女性はまだ多くありません。

この病気の問題点は大きく二つあります。一つはこれらの症状は**とても不快であり、メンタルにも日常生活にも大きなダメージを与えてしまう**こと。もう一つは、子宮や卵巣の病気でも同じような症状が起こるため、**「老化現象」と放置しておくことで病気の発見が遅れる可能性がある**ということです。

私の恩師であり産婦人科の世界的権威であるアルナール先生は、世界中の女性を診察している経験から「膣の萎縮はすべての年齢層に関わる問題」とさらに強い警鐘を鳴らしています。

なぜなら**膣の乾燥と萎縮は、誤ったダイエットや生活習慣の乱れ、ストレスによっても起こる**からです。

つまり若い女性でも注意が必要ですし、若い女性にセックスレスや子宮系のトラブルが増えているのも、膣の乾燥や萎縮が進んでいるからかもしれないのです。

尿漏れ、骨盤臓器脱の現実

年齢を重ねた女性の膣まわりの病気で、もう一つ注意が必要なものに「**骨盤臓器脱（性器脱）**」があります。「子宮脱」という言葉で聞いたことがあるかもしれません。

これは膣から子宮、膀胱、直腸などの臓器が飛び出してしまう病気です。人に相談しにくく、病院での治療を拒む方が多いようです。

また医療機関側でも専門医が多くないため、国内でどれくらいの女性がこの病気にかかっているか、正確な数も把握できません。ただし、海外の事例などを参考にすると50代以上の女性の55％に見られると推測されます。２人に１人ですから他人事ではありません。

症状もさまざまで、初期であれば**頻尿や残尿感**、**尿漏れ**、**便秘**、**残便感**などが多いとされます。「女性ならみんな経験しているはず」と、放置している尿漏れも、もしかすると骨盤臓器脱の初期症状の一つである可能性があります。

病気が進行すると椅子に座った時に膣に何かが当たる感じがする、股に何か挟まった感じがする、手で何かが触れる、といった状態になり、こうなると強い痛みや不快感に悩まされるだけでなく、入院して手術をする必要に迫られます。

骨盤臓器脱の原因は一般的には「経膣分娩」と考えられていますが、それだけではありません。産後ケアを十分に行わなかったこと、座りっぱなしなどにより骨盤底筋群という筋肉が衰えること、肥満、慢性的な便秘、重労働の積み重ねなども考えられます。そして何よりも膣まわりの乾燥です。乾燥したゴムが切れやすいのと同じで、**乾燥した膣まわりでは内臓を支える力が弱くなります。**

膣まわりの放置は、膣の老化を早め病気のリスクを高めてしまうのです。

思い当たることはない？　膣の老化現象

「膣が老化する」なんて今まで考えたことがなかったかもしれませんが、顔や髪といった見えるところばかりでなく、体の至るところが加齢とともに老化します。もちろん「膣まわり」もです。更年期症状を除き、膣まわりの老化現象には次のようなものがあります。

・膣まわりが乾燥する
・膣まわりがかゆい
・膣まわりが「ゆるい」と感じる
・膣まわりの腫れ、灼熱感
・分泌物が減少する
・匂いがする

・頻尿と尿失禁
・排尿障害
・性交痛が生じる（あるいはセックスの時に出血がある）
・大陰唇や小陰唇が乾燥する
・大陰唇や小陰唇が厚みを失い、癒着して干からびたようになる
・膣に指が入らない（手を清潔にして指を入れてみてください）

これらは全部「膣の老化」によるものです。しかし「老化だから」と諦める必要はありません。これらの症状は正しいケアをすることでいくらでも改善できるからです。正しいケアをしているのに症状がよくならないという場合は、治療が必要な病気の可能性もありますから婦人科に診てもらうことをおすすめします。

問題はこれらの症状を放っておくこと。膣まわりの悩みは非常にデリケートで、人に相談しにくいので気持ちもよくわかります。でも、必要なのは正しい知識とちょっとした勇気、そして日々のお手入れだけなのです。

美容の大敵「冷え」と「ストレス」も腟の老化で加速する

美容の大敵といえば「冷え」と「ストレス」です。特に更年期を迎えるあたりから、ホルモンバランスの乱れでイライラやストレスを感じることが増えます。ホットフラッシュといって、大量に汗をかいてのぼせやほてりを感じるのに、手や足先は冷えて仕方がない、といったこともよく起こります。

腟まわりの老化は、これらの不快な症状にも拍車をかけてしまいます。

なぜなら腟まわりは子宮と直結しているからです。腟まわりが乾燥し、弾力が失われることで子宮まで冷えや血行不良を起こします。すると**女性にとって一番大切な体の真ん中から体はどんどん冷えていく**のです。子宮の冷えは、まるで体の真ん中に保冷剤を入れているようなもの。

体の真ん中が冷えてしまうと、当然全身の冷えが進み、内臓機能も低下し、肌や髪などの代謝がスムーズに行われなくなるため、老化に拍車がかかります。これは精神的なストレスになり、精神的なストレスがさらに体を冷やすという悪循環になります。

また、**精神的なストレスは子宮や膣まわりが受け止めてくれる**ことが多いのです。ストレスで生理が止まる、周期が乱れるといった経験は、女性なら誰にでもあるでしょう。それくらい子宮や膣まわりはメンタルと密接に関係しています。

これからお子さんを望む女性であれば、冷えを予防しストレスを溜めないことが妊活の基本です。そして**膣や子宮を冷やさず、うるおいと弾力を生涯維持することは、女性の健康を維持する上での基本中の基本**なのです。エイジングケアのために高級化粧品やサプリメント、スーパーフードも必要です。それと同じように、私たち女性は膣まわりのケアも率先して行うべきなのです。

膣まわりのケアこそ最高のエイジングケア

「年齢を重ねても弾力とうるおいのある膣を維持することは、どんな高級な美容液よりも効果がある」

これは私の恩師であり友人でもあり、フランスの産婦人科医であるアルナール先生の言葉です。実際、膣まわりのケアをスキンケアの一環として習慣的に行っているアルナール先生は、60歳を超えていますが肌もツヤツヤでシワもなく、お会いするたびに美しさが増しています。体力的にもタフで、世界中を飛び回り、そしてどんなに忙しくてもパートナーとの時間を何よりも大事にされています。

アルナール先生に限らず、**フランス人女性といえば、年齢を重ねるほどに美しく、**

知的な色気があり、いくつになってもおしゃれと恋愛を楽しんでいるイメージがありませんか？ この秘密は「膣まわりのケア」にあると言っても過言ではありません。

フランスでは近所のスーパーから高級デパートまで、化粧品などに並んで、デリケートゾーンケアの商品が豊富に陳列されています。それを若い人だけでなく高齢のご婦人も購入しているのは、年齢に関係なく日々膣まわりのお手入れをしているからです。自分で解決できない問題は性医学の専門医を訪れて解決します。膣まわりのケアの基本は「洗う」「保湿する」ですが、欧米ではセクシャルセルフケア（マスターベーション）も重要な「膣まわりのケア」の一つです。

自分の体に快感を与えることは、特に高齢になるほど必要なことです。なぜならこれが認知症の予防につながるほど、脳のストレスを一気に解消してくれるから。このことは性医学でも非常に重要だと教えています。

膣まわりのケアの一つは愛に溢れたセックスをすること

膣まわりのケアの基本は**「正しい洗浄」「正しい保湿」「骨盤底筋群のトレーニング」**になりますが（詳しくはChapter2でお伝えします）、ここに愛する人とのスキンシップが加われば最高です。もっと具体的に言えば、愛する人とのセックスです。

膣のオイルマッサージを自分ですることもおすすめしていますが、定期的に愛のあるセックスができれば膣の中や会陰部をよりしっかりほぐすことができますし、体の中から幸福ホルモンがたっぷり分泌されます。

愛があり、本当に気持ちのよいセックスから得られる幸福ホルモンの効果は絶大で、どんな美容液も、スーパーフードもかないません。

幸福なセックスが定期的にできれば、自律神経が整い、健康状態がよくなるだけでなく、どんな状況にも落ち着いて、穏やかに対処できるようになります。つまり更年期以降に特有のイライラや不安、焦燥感を解消するのにも効果的なのです。

フランス人はセックスをとても大事にしていることがよく知られていますが、その理由は**「セックスが体と心を癒し、自分を愛と健康で溢れさせ、それがまわりにも愛を注ぐ最高の手段である」**と、深く理解しているからです。もちろん、年齢を重ねて肉体に変化が起これば、若い頃と同じセックスができるわけではありませんが、それさえも素晴らしいことだと彼らは理解しています。

とはいえ、したくないものを無理にする必要はありませんし、しなければいけないわけでもありませんので、そこはお間違いなく。まずは膣まわりのケアをはじめてみることが大切です。

日本人特有の「性」に対する間違った思い込み

一方、日本は世界でもトップクラスでセックスの頻度が少ない「レスの国」。さらに日本人は「性生活に対して不満を抱いている人の割合が高い」ことがよく知られている国民です。時に目を覆いたくなるようなアダルトな情報は、どこの国よりも溢れているのに、性に対してクローズドというのは、外国人からしてみると非常に不可解なことのようです。日本人の「性」に対する独特の価値観の背景には、さまざまな事情や歴史的背景も絡んでいるため、簡単に解決することはできません。

でも大きな原因には**性に対するいびつな価値観**の植え付けがあると思います。性行為を愛の行為ではなく性欲の解消とみなしている、子づくりだけを目的にしている、それ以外はしたないこと、性器に対する嫌悪感や偏見がある、といったものです。

この本は「セックスのすすめ」の本ではありませんが、健康を維持する上で「食欲」「睡眠欲」と同じように「性欲」も大切というのは事実です。食欲や睡眠欲と違い、それが満たされなければ命が危険な状態にさらされるわけではないので、「性欲は年齢とともになくなるもの」「性欲は子どもができたらなくていい」「性欲がないけれど問題ない」と話す専門家もいらっしゃいますが、そんなことはありません。

なぜなら性欲には子孫を残すこと以外の重要な目的があるからです。特に閉経後の女性や高齢者の性欲は、「コミュニケーション」「信頼」「安心」「ふれあい」といった一層深い意味を持ち、人生の終盤の幸福度を大きく左右するものになりえます。

これは赤ちゃんや子どもがパパやママに四六時中スキンシップを求めるのに似ています。例えば、食事やオムツの交換、入浴などは行っても一切のスキンシップを与えなかった赤ちゃんは1歳の誕生日を迎える前に亡くなってしまった、というエピソードが神聖ローマ帝国時代の話として残されています。子どもの成長にはスキンシップが不可欠で、「皮膚は露出した脳」（桜美林大学の山口創教授）といわれるほどです。もちろん、大人でも同じです。私たち人は、ふれあいのコミュニケーションによって、精神や情緒を安定させることができる生き物なのです。

肥満やタバコよりも怖い「孤独」

ここ数年で高齢者の「孤独死」「孤立死」という言葉もよく耳にします。日本は世界的に見ても孤独死の件数が多いようで、年間で3万人以上もいるとされています。※

あるアメリカでの研究によると、孤独は肥満よりも健康を害するリスクが高く、喫煙のリスクにほぼ匹敵するといいます。孤独になると睡眠サイクルが乱れ、ストレスホルモンが増加し、老化や疾病の原因といわれる体内の炎症が進み、免疫も低下する

※平成29年版 内閣府高齢社会白書より推察

など、健康面に大きな悪影響を与えてしまうというのです。

日本人には挨拶でハグをしたり、握手をしたりする習慣がありませんし、それを美徳とする考え方もあります。とはいえ、孤独が精神面だけでなく肉体的にも大きなダメージを与えることは否定できません。スキンシップができるということは、それだけお互い心を許しているということ。人生の晩年にスキンシップができる深いつながりのある人がいるかどうかは、老年期の幸福度と健康度を大きく左右します。

性をあまりにネガティブに捉え、クローズドにしすぎていることで、私たち日本人は夫婦間でも友人間でも親子間でも性の話をすることさえできなくなっています。

その代償として「膣まわり」や「性」は本来の機能を失い、老化は加速し、老年期特有の病気、あるいは孤独感や喪失感などの問題が増えているのではないでしょうか。

パートナーシップや性生活を成熟させるということ

日本人の40代の36％、50代の46％はセックスレスだそう⑴。日本人夫婦の47・2％はセックスレスという調査結果もあります⑵。この原因は一つではないでしょうが、大きな理由に「セックスが気持ちよくない」という問題があるのではないでしょうか。また、女性の約80％以上がイクふりをしているという話もあるようです。

セックスでエクスタシーが感じられないのは、体の知識や理解が足りないからということに尽きると思います。性の奥義を知らない者同士が、ただただなんとなく性器を重ねているのでは、なかなかエクスタシーに至らないのは当然です。

例えば女性がエクスタシーを感じる場所は「クリトリス・Gスポット・子宮膣部」

の3ヶ所です。でもご自身でこれらの場所を正確に理解しているでしょうか。例えば子宮膣部（膣内に突出する子宮の入口）はデリケートな場所で、どれくらいのタッチで触れられると快感が得られるかは年齢とともに変化するので、まずは自分で、そしてパートナーと探り続ける必要があります。

女性の体だけの問題ではありません。男性にも会陰はあり、ここが硬くなるとEDやメンタルへの悪影響がありますが、こういったことが案外知られていません。ちなみに男性にとって適切な射精やスキンシップは健康維持に不可欠で、心身の健康状態を大きく左右する大切な行為です。

相手への思いやり・勇気・性と体の探求行動によってセックスは成熟していきます。高齢になれば「挿入」を伴わないこともあるでしょう。でもハグやマッサージといったスキンシップさえも、性が成熟すれば広い意味で「セックス」になっていくのです。

注1）「夫婦の性1000人に聞く」朝日新聞2001年7月4日付朝刊
注2）2016年一般社団法人日本家族計画協会調べ

閉経しても女性は終わらない

性を熟成させていくために必要なことは「知識」だと思います。例えば「閉経すると女性としての機能が終わる」「性欲もなくなり、女性が終わる」という声をよく聞きますが、これも間違った思い込みです。閉経を迎えるというのは、確かに出産という機能は役割を終えることですが、だからといって女性が終わることにはなりません。

同じように、乳房を切除した女性や、子宮や卵巣を摘出した女性の中にも「もう女ではない」と悩んでしまう方がいらっしゃいますが、これも間違いで「女性が終わる」ということはありません。

このような誤解が生まれてしまうのは、子宮や膣、乳房を「生殖器」としてしか捉えていないことが原因だと思います。

膣や子宮、乳房は確かに生殖器ですが、実は**「感覚器」**としても非常に重要な役割を担っています。感覚器とは他に目・耳・鼻・舌・皮膚などで、外部からの刺激を感知し、脳につながる神経系にキャッチした情報を伝えてくれています。

私は膣まわりを含む生殖器も重要な感覚器であると理解しています。ほんのわずかな刺激でも敏感に感じ取れる場所です。自分で指を優しく這わせるだけでもゾクッとするのではないでしょうか。他の皮膚とは違い、本来とても感じやすい場所なのです。

感覚器の機能は磨くほど高まり、使わなければ鈍くなり、また老化で衰えもします。とりわけ放置されてしまった膣まわりは真っ先に衰えていくでしょう。閉経後の膣まわりこそ、大切な「感覚器」と捉え、育て直す必要があるのではないでしょうか。

「枯れないからだ」とはセンシュアルなからだであるということ

閉経しても、女性の生殖器の機能を失っても、女性として生まれてきたのであれば女性が終わることは生涯ありません。このことはフランス人女性だけでなく、日本の大女優さんなども証明してくれています。

例えば日本人では吉永小百合《よしながさゆり》さん、海外の女優ではメリル・ストリープ、カトリーヌ・ドヌーヴなど、どこからどう見ても女性で、いくつになっても老若男女から愛される存在です。自然に年齢を重ねられていますが、同性から見ても羨ましいほど艶っぽく、愛らしい女性の先輩です。

年齢を重ねても、品のある色気を放ち、とはいえイヤらしさは感じさせず、でもどこからどう見ても「女性」であり続けるにはどうしたらよいのでしょうか。

私は、その答えは**「センシュアルであり続けること」**だと確信しています。センシュアルという言葉を聞いたことがない人もいるでしょうし、セクシュアリティと同義に捉えている人もいるかもしれません。日本語ではうまく訳されていませんが**「知的な色香がある」**というのが近いでしょう。

センシュアルの名詞で、**「センシュアリティ」**という言葉があります。**「気持ちよさや心地よさ、何を好きと思うか、何に幸福を感じるか、五感をフルに使って感じ取る力」**のことです。自分の好きな音楽を聞いて心を躍らせたり、うっとりするマッサージを受けたり、五感を満たすような食事をしたり、誰かにときめいたりすることはセンシュアリティを高めてくれることです。

つまり自分を大切にする、自分を愛しむ、自分の心地よさを追求する、そんな時間が長い人ほどセンシュアルでいられるのです。

いつまでもセンシュアルな人はとても魅力的。自分が心地よくあるために健康面でも当然努力しています。だからこそ女性であれば女性性が、男性であれば男性性がいくつになっても失われず、むしろ熟成され、醸し出されていくのです。

さて、センシュアルであるためには、五感のすべてを磨く必要があります。中でも**「最もセンシュアルな感覚器＝膣まわり」**に向き合う必要があるでしょう。膣まわりのケアをすることで、よい変化が起こるのは、自分のあらゆる感覚が研ぎ澄まされていくからです。自分自身を本当に心地よいものだけで満たせるようになるからです。

いつからでもはじめられます。

「本当に心地よいもので自分を満たす、枯れないからだづくり」は、女性であれば誰でも、膣まわりのケアからはじめることができるのです。

Chapter
2

50代からはじめる膣まわりのケア

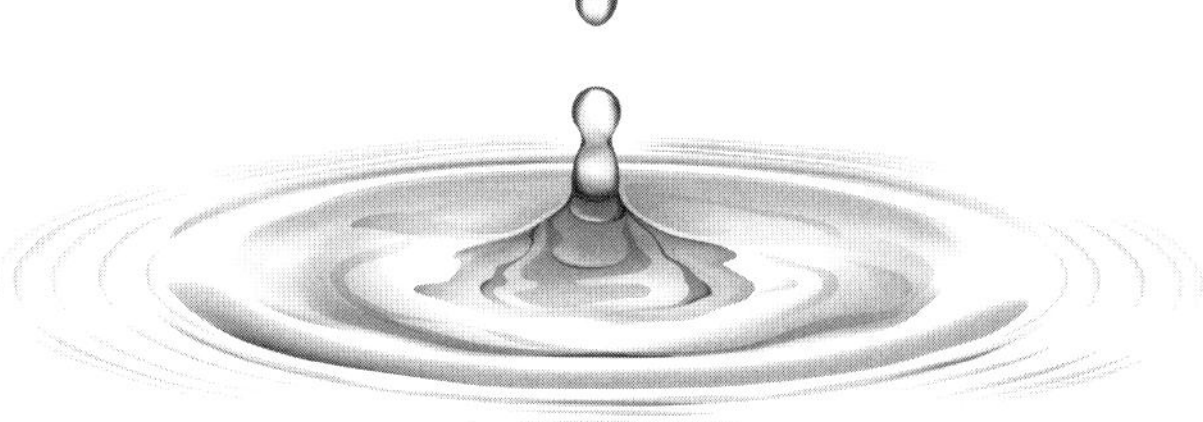

膣はサンクチュアリ（聖域）。静謐に整えるということ

あなたは毎日、ご自分の「膣」を見て触れていますか？

女性を象徴する体の大切な一部であるにもかかわらず、語ることも触れることも、そして見ることもほとんどない膣と膣まわり。あなたが無関心でいることで、あなた自身が膣を「陽の当たらない、陰湿な」存在にしてしまっていないでしょうか。

私の講演に来てくださる方の中にも「膣を見たことがない」「怖くて触れない」という人が多くいらっしゃいます。


でも本来、膣とは子宮や卵巣と密接に関係しあい、生涯にわたり女性のコンディションを左右し、出産経験のある女性にとっては「命の道」であった、極めて神秘的で神聖な場所です。

そんな重要な場所を、なぜ陰湿なもの、卑猥なもの、不潔なものとして閉ざしておくのでしょうか。

今まで蓋をして「よくわからないもの」としてきてしまった女性こそ、膣という女性にしかない神聖な臓器に、今日から向かい合ってみてほしいと思います。

膣に向き合うこと＝膣まわりのお手入れをすること

膣まわりに向き合い整えることとは、ずっと掃除をしなければと気になっていた押入れの大掃除をすることに少し似ています。誰に見せるわけでもありませんが、押入れの中を一度すべて出して、スッキリさせると、気が流れ、心が整います。

膣まわりを静謐に整える。これだけで内側から自信や力が自然と湧いてくるのです。

50代からのＶＩＯ脱毛

膣まわりを静謐に整える。もちろん他人様に見せる必要はありませんが、いつでも自信を持って見せられるような状態に整えておく。これはとても重要なことです。

心身ともに見えない場所に手をかけるほど、人は心理的に落ち着き、自然に自信が湧いて、背筋もスッと伸びるものですが、膣まわりを整えておくことによるその効果は絶大です。ちょっとした仕草や言動までも丁寧により女性らしくなっていきます。

美しい膣まわりを保つためには「お手入れ」が不可欠です。ところが、これまでまったくしてこなかったお手入れをいざスタートさせようとすると、アンダーヘアの存在が気になるはずです。

人によってはアンダーヘアに性的魅力を感じたり、大事な部分なのだから毛は必要、という考え方も存在します。確かに潔癖すぎる必要はありません。しかし一方でこのヘアがさまざまなトラブルの原因となっていることもあるのです。

毛があるからよく見えない、よく見えないからお手入れしづらい、洗い残しや拭き取り残しが起こる、ムレやすい、かゆみが生じやすいといったデメリットです。

このような事実から、私は講演でも**「アンダーヘアはいらない」**と話しています。**ないほうが圧倒的に清潔**だからです。鏡で膣まわりを観察すると、黒ずみが気になる女性も多いと思いますが、実はこれもアンダーヘアがないほうが、保湿クリームなどで黒ずみのケアがしやすいですし、臭いも気にならなくなります。

世界的に見てもアンダーヘアは処理するのが一般的です。ヨーロッパの場合、国によって差があり、ドイツでは完全になくすのが主流で、イタリアは少し寛大とされますが、それでも日本人のようにまったく処理をしない人が多数という国は聞いたことがありません。ちなみに私は仕事の関係でサウジアラビアを何度か訪れていますが、あちらの女性は1本もないことを何よりも大切にしています。

「他の国のことは参考にならない。何十年も何もしてこなかったし、特にトラブルも感じていないのだから、今さら脱毛なんてしたくない」という人ももちろんいるでしょう。その方々に一つ想像してほしいことがあります。

もしあなたが介護される立場なら、アンダーヘアはあったほうがよいですか?

「まだ先のことだから」と想像できないかもしれません。しかし、今脱毛サロンや脱毛のできる医療機関では50代以上の利用者が急増している、とニュースになっていることをご存知でしょうか。

介護脱毛をはじめている人が増えている

50代以降の女性が、将来自分が介護される立場になった時を想像して脱毛しはじめているのです。この現象をメディアでは**「介護脱毛」**と呼んでいます。50〜60代には介護施設で働く人や自宅介護をされている人も多いですから、自分のこととして考える人が増えてきているのです。

元気なうちは想像できないかもしれませんが、自分が排泄介助をされる立場になった場合、アンダーヘアがないほうが介助は圧倒的にスムーズになります。

排泄介助はできるだけ短時間にスムーズに行ってほしいものですが、アンダーヘアに排泄物がこびりついたりすればそれだけ拭き取りにも時間がかかります。それだけではありません。アンダーヘアが雑菌の温床になることで、かぶれやかゆみといった膣まわりのトラブルが増えますが、場所が場所だけに「薬を塗ってほしい」なんて言えない、言いにくい、という高齢者が案外多いのです。

とはいえ、その立場になってから脱毛をしたいと思っても手遅れです。

全部処理する必要はないかもしれませんが、最低でも膣まわりのIラインと肛門まわりのOラインを処理しておくことで、介助された場合の処理がスムーズになり、清潔が保てます。**排泄介助をする時、あるいはされる時は、双方が赤ちゃんのオムツ替えをするような感じで臨めるのが理想**だと思います。

もちろん介助されることがなくても、**IOラインを処理した女性は口を揃えて「お**

手入れがラクになり、楽しくなった」「かゆみやムレがなくなった」「月経血やおりものがチェックできるようになった」と話します。脱毛することで、膣まわりのケアがスムーズになり、膣をちゃんと見て、触れて、向き合うことができるようになります。

セルフケアは肌を傷める原因になるので私はおすすめしていません。今は医療機関でも脱毛が安価でできますし、恥ずかしい思いをさせることなく短時間で手際よく処理してくれます。脱毛機器も日々進化しているので、最近は産毛のような毛にも反応するものがありますが、やはりレーザー脱毛の場合、黒い毛のほうが反応し、処理回数も少なくて済みますので、思い立ったらすぐに脱毛をスタートさせるべきです。

この50年で脇の毛の処理が当たり前になったように、日本人のアンダーヘアの処理が当たり前になる日も目前だと感じています。安心して信頼できるサロンや医療機関に足を運んでみてください。

意外と知られていない、排泄後の正しいケア

排泄後のお手入れやケアについて、あなたは自信を持って「正しいケアをしている」と言えますか?

まず排尿後、あなたはどのように拭き取っていますか? ゴシゴシと何度もこする、適当にざっと拭いて終わり。これでは腟まわりが可哀想です。

排尿後は、できるだけ肌当たりのやわらかいティッシュやペーパーをそっと当てて、軽く押さえるようにして水分を拭き取るのが基本です。決してこすらないでください。脱毛していない場合は、アンダーヘアにも水分(尿)が残っていますのでそれをしっかり拭き取ることも大切ですが、これをしていない人が案外多いのです。

婦人科の先生によれば、**検診などで膣まわりを診る際に、トイレットペーパーが膣やヘアにくっついていたり、汚れが残ったままになっている人は少なくない**そうです。それだけ雑に拭き取っている女性が多いということですね。

排便後は、拭き取りやウォシュレットなどの温水洗浄便座を使う際のいずれも、膣と肛門をキュッと締めて行うのが正解です。排便の際は肛門がゆるみ、粘膜が露出した状態になります。拭き取りの際に肛門をゆるめたままだと、粘膜や膣に汚れが付着してしまいます。汚れを優しくティッシュで拭き取ってからぬるめの弱いウォシュレットで洗い流し、最後はもう一度ティッシュで水分を押さえて清潔にします。

ウォシュレットが好きな人は、強い水圧を好む傾向にありますが、膣や肛門まわりの皮膚はデリケートなので、弱い水圧のほうがベター。またお湯の温度も上げすぎないようにしましょう。時間も長く当てる必要はありません。

ワイプや使い捨てビデの使用は海外では当たり前

膣まわりのトラブルで最も多いのが「かゆみ」です。このかゆみの原因のほとんどは、不衛生にしているか、乾燥が原因で起こっています。

特に肛門のまわりの皮膚は放射線状のヒダが無数にあるので、ヒダの中に便が残りやすく、これを放置していると雑菌が繁殖しかゆみが生じるのです。また脱毛していなければ、肛門まわりに生えている毛に便が残ってしまうこともあります。

お尻にかゆみが生じやすい、ショーツに便がついていることがある、という人は拭き取りが甘いので、拭き取り方を見直し、ウォシュレットを活用するか、専用のワイプ（ハイジーンシート）を使って丁寧に汚れを取りましょう。

専用のワイプは膣まわりのケアにも優れています。ワイプには保湿剤が含まれているものがほとんどなので、保湿目的で使用することができるのです。もちろん膣まわりの保湿のために、排尿後、しっかり清潔にした後で、クリームやオイルをちょっと塗ってあげるのもＯＫです。とはいえ排泄のたびに保湿する必要はありません。

健康な体であれば排尿の回数は１日７回くらいが適切ですが、そのうち２～３回、あるいはお風呂の後のケアだけでも十分です。私の場合、夏であれば、１日に２～３枚のワイプを保湿も兼ねて使用しています。

生理のある女性は月経の終わりに膣内洗浄を行うのもおすすめです。市販の「使い捨てビデ」を使います。おりものが気になる時、セックスの後やプールや海に入った後の不快感にも使えます。使い捨てビデは医療機器扱いなので、「医療機器認証」を受けているものを選んでください。

膣まわりの洗い方と保湿は何よりも大切

膣まわりを清潔に保つためには入浴時の正しい洗浄とその後の保湿、つまり正しいスキンケアが不可欠です。

絶対ではありませんが、やはり**洗浄には専用のソープやウォッシュを使うことをおすすめします。洗いすぎ、または洗わなさすぎを防ぐためです。**

お風呂場に入ったら、まずは手を清潔にし、膣まわりから洗うようにしましょう。デリケートゾーンにシャワーでぬるま湯をさっとかけて流したら、専用のウォッシュを泡立てます。大陰唇と呼ばれる大きなヒダ、小陰唇と呼ばれる小さなヒダを洗い、そのヒダを軽くつまんで持ち上げ、ヒダの内側につきやすい恥垢（白いカスのようなもの）も残らないようにしっかり丁寧に落としていきます。またクリトリスの部分も垢がたまりやすいので優しく丁寧に洗いましょう。
肛門まわりは泡立てた専用のソープと指で優しく触りながら洗うと、肛門まわりのヒダやヘアに付着している汚れをしっかり落とすことができます。特にシワのまわりは不潔になりやすいので、しっかりと汚れを落としましょう。

以上のようにデリケートゾーンの洗浄を先に行ってから、体や髪を洗うのがおすすめです。メイクをしている女性は、洗顔とは別にクレンジングを行うと思いますが、それと同じです。**腟まわりをボディソープで雑に洗うのは、もう卒業しましょう。**

腟まわりの洗浄にはpHが低いもののほうがよい、あるいはそもそも洗いすぎはよくない、自浄作用があるから洗う必要などない、という情報がありますが、それでは汚れが落ちません。**特に恥垢と呼ばれる垢はpHがあまりに低いものでは落とすことができませんし、ましてや自然に汚れが消えてなくなることはありません。**pH3・

5～4・5の弱酸性の専用ソープで洗わないと、逆に垢が残ると、臭いやかゆみの原因となり、性感染症のリスクを高めることになります。

これまでボディソープで雑に洗っていた人は、洗浄後、膣まわりや膣の中がひりついたり、しみたりするのを感じたことがあると思います。膣まわりの皮膚は角質層が薄く、また膣の中には角質層がないので、他の皮膚よりもデリケートだからです。また、膣上皮細胞のグリコーゲンが減少して、膣内の酸性を保つ乳酸桿菌が減少するため、pHが上昇し、細菌の生成を助長してしまいます。

膣まわりをボディソープでゴシゴシと洗うことは、目（粘膜）を石鹸で洗うのと同じようなものですからヒリヒリして当然です。メイクにはメイク落とし、髪の毛にはシャンプーと専用のものを使うのと同じで、膣まわりにも専用のウォッシュが望ましいのです。

入浴後はすぐに保湿をします。体の中でも膣は最も乾燥させてはいけない場所なのに、最も乾燥しやすい場所なのです。腟粘膜はノンケラチンでグリコーゲンに富んでいるので保水レベルが高いですが、委縮した腟上皮は保水レベルが低くなってしまいます。今は専用の保湿剤やクリームがいろいろ販売されていますので、試しながら自分に合ったものを見つけてください。

保湿の仕方のポイントは、**腟まわりが濡れた状態で専用の保湿剤をつける**ということです。ビショビショに濡れた状態も困りますが、軽く水分が残った状態で保湿剤を塗布すると、成分が乳化して肌となじみやすくなり、保湿効果が高まります。

腟まわりの保湿がはじめてなら、まずは外陰の周囲と肛門まわりの保湿からはじめてみてください。そして腟の萎縮がはじまっている人や予防したい人、保湿に慣れてきた人は腟の中も専用のオイルを使用し、指を入れて保湿していきます。洗顔後、顔に化粧水や乳液を塗るのと同じように、1日1~2回、入浴やシャワー後のタイミングでさっと保湿すればよいのです。難しいことではありません。

膣のマッサージで老化は防げる。ふっくらな膣を手に入れて

これまで膣まわりのケアをしたことがない女性にとって「膣まわりの保湿」や「膣のマッサージ」という話は驚きでしかないでしょう。「それって安全なの？」と疑問を持つのも当然です。でも多くの国でよく知られている、極めて安全なケアです。

膣の外側である大陰唇や小陰唇、そして肛門まわりは、下着やアンダーヘア、そして排泄のたびに摩擦されるので、他の皮膚より黒ずみや乾燥が生じやすく、他の皮膚より保湿が必要な場所なのです。

スキンケアの基本は「洗う＋保湿」ですが、これはすべての皮膚に共通することです。むしろ今まで保湿してこなかったほうが不思議だと思いませんか？

また、膣の内側である膣壁はフィブリノーゲンの減少により、加齢とともに薄くな

ります。厚みと弾力と凹凸のあった膣壁が、閉経時には20代の約半分程度にまで薄くなり、平らになってしまうのです。
膣壁が薄くなると粘液の分泌が減少し、うるおいが減るために乾燥が進むという悪循環に陥ります。そのため膣の内側は専用のマッサージオイルを使用し、オイルを浸透させながらマッサージすることで代謝機能がアップし、膣の内側の老化をカバーできるのです。オイルは膣粘液との親和性が高いので、オーガニックのものを選べば安心です。膣のオイルマッサージは、むしろ膣壁が薄くなる40代以降の女性のための必須ケアです。

はじめてのことには誰でも抵抗や不安があるものです。でも正しい知識を取り入れ、勇気を持って一歩踏み出せば、あなたの悩みが軽くなる可能性が高いのです。膣まわりの保湿を毎日続けることで、膣萎縮の予防と改善になりますし、1ヶ月もすればうるおいと弾力のあるふわふわな膣が戻ってくるのを感じられるはずです。

悩んでいる女性が多い、膣まわりの「黒ずみ」と「かゆみ」

膣まわりのスキンケアをする際に、Vラインや坐骨（座る時の骨）のまわりをまずはしっかり見てみてください。黒ずみはないでしょうか？
黒ずみは色素沈着といわれますが、色素沈着は座りっぱなしの生活習慣や下着の摩擦、冷えによるターンオーバー（肌の生まれ変わり）の機能低下だけでなく女性ホルモンの乱れによっても起こります。この黒ずみ、実は気になっていた、という女性がとても多いのですが、あなたはどうでしょうか？

膣まわりのケア商品の中には、美白作用のあるクリームも増えていますので、気になる人はまず黒ずみの解消を目的にケアをはじめてみるのもよいかもしれません。保湿をしっかり行い、ターンオーバーを促せば、マッサージで血行が改善するので次第に黒ずみが解消してくるはずです。

黒ずみにプラスして「かゆみ」が気になる女性は、下着選びも見直してみましょう。ドラッグストアにはさまざまなかゆみ止めが市販されていますが、薬に頼る前に、一度膣まわりのスキンケアと下着を見直したほうが根本解決に近づきます。

ランジェリーはナイロンやポリエステルといった化学繊維のものは通気性がよいとはいえず、熱がこもるのでムレやすいのです。

特に夏、そしてムレやかゆみが気になっている間だけでも、下着はコットンかシルク100％のものか、オーガニック製品を選びましょう。そもそもかゆみやムレの問題は「脱毛」で解消することがほとんどです。

それでもかゆみがおさまらない場合は、ストレスや疲労、ホルモンバランスの乱れ、免疫力の低下による感染症などの病気の可能性もありますので、婦人科の医師に相談するようにしてください。

医療機関でも推奨されている骨盤底筋群運動

「骨盤底筋群」という筋肉は、ここ数年で知名度を上げ、多くの女性に知られるようになっています。骨盤の下にある尾骨から恥骨までをつなぐ筋肉です。この筋肉は「内臓を支えるハンモック」ともいわれ、子宮や膀胱、直腸などを支える大切な筋肉です。中でも最も重要な大きな筋肉が、肛門挙筋で、前方は尿道、真ん中は膣口、後方は肛門をサポートしています。1日5分程度、簡単なトレーニングを繰り返すことで、尿漏れの改善、性交痛の改善、便秘の解消など、嬉しい効果が多数報告されていて、医療機関でも推奨している運動です（医師の松峯寿美《まつみねひさみ》先生や関口由紀《せきぐちゆき》先生が関連書籍等でも紹介しています）。

まずは座って行う方法をご紹介します。縦半分に折ったフェイスタオルをくるくると巻き、棒状にしたものを椅子に縦に置きます。その上にまたがるように、タオルを腟まわりで挟むようにして座ります。そして息を吐きながら腟をおへそに向かって引き上げていきます。挟んでいるタオルを軽く持ち上げるようなイメージです。そして息を吸いながら元に戻します。これを何度か繰り返すだけ。タオルを挟んでいると腟に意識を向けやすくなるので、慣れるまではタオルを使って練習してください。

慣れてきたら立った姿勢でもできます。仁王立ちのようにしっかりと立った状態から、腟に意識を向け、息を吐きながら腟をおへその方向に向かって引き上げて締めていきます。そして3秒キープしたら息を吸いながら元に戻します。これなら好きなタイミングでこっそり運動を取り入れることができるでしょう。

また座る時に膝を閉じて内腿を締める癖をつけ、かかとの上下運動でふくらはぎを鍛えることも有効です。ふくらはぎや内腿は骨盤底筋群や腟につながっているからです。

この運動に慣れてきたら、腟に指を入れて締まりを確認してみてください。

粘液力を高めてくれる食材

私の専門は、植物や薬草に含まれるさまざまな栄養素や機能性成分を活用し、心身の不調を予防・ケアする植物療法です。日本では「民間療法」とか「おばあちゃんの知恵袋」といったイメージが根強いですが、私が学んだフランスでは多くの人が不調になるとまずは「エルボリステリア＝ハーブ薬局」に足を運び、薬に頼る前にできることをして、自らの体に備わる自然治癒力を高めようとします。

植物療法としてはアロマテラピーやハーブが有名ですが、実は私たちが普段よく食べている植物性の食品も「自然ぐすり」に含まれます。

例えば**大豆イソフラボン**という成分名については、この本を読む女性のほとんどがご存知だと思います。大豆に多く含まれる女性ホルモンと似た化学構造を持つ成分です。アンチエイジングのために大豆製品を意識的に食べる、またはイソフラボンサプリメントを活用している方もいるかもしれません。

イソフラボン[※]のように植物性のエストロゲンの素晴らしいところは、促進的（足りなければ補う）、あるいは競合的（過剰であれば、先に受容体に結合することで過剰を抑制する）に、ヒトのエストロゲンと似たような働きをするところです。エストロゲンの減少は更年期障害をはじめ骨密度の減少などにもつながるので、**更年期以降の骨粗鬆症予防**にもイソフラボンは効果的です。その他、メタボの改善、シワの改善にも効果があるといわれています。摂取上限量が定められている成分なのでそれを守り、特に大豆製品の摂取が少ないと感じる方は意識的に取り入れてみるとよいでしょう。

他にも「**まいたけ**」「**海苔**」「**ブロッコリー**」「**ブロッコリースプラウト**」「**発酵食品**」などは粘液力を高めてくれる食材です。

※腸内細菌の保有の差でイソフラボンがエストロゲンのように働かない人もいます。

まいたけには食物繊維やビタミンB2などが豊富なだけでなく、グリスリンという成分が含まれます。この成分は主にタンパク質で、もともとは糖尿病患者のインスリン機能を改善するために使用されていましたが、近年は不妊の原因である「多嚢胞性卵巣症候群（PCOS）」や生理不順の改善目的でも使用されている成分です。近年は**粘液力の増加やアンチエイジング全般に効果がある**ことが報告されています。

海苔に含まれる**海苔ペプチド**も膣まわりを含む皮膚の粘液や健康を維持する作用が期待できます。ブロッコリーは「野菜の王様」といわれるほど有効成分を豊富に含みますが、特にスプラウト（新芽の部分）に含まれる**スルフォラファン**には高い抗酸化作用と抗糖化作用があり、摂取すると体内で3日ほど効果が持続するという優れた特徴もあります。

また40代を過ぎたら意識してほしいことが**「良質な油を積極的に補う」**ということ

です。オメガ3系のオイルといえばDHA、EPAといった魚有成分とキャノーラ油やエゴマ油といった植物性のものがあります。いずれも細胞や血管の若返りには欠かせない良質な油で、その機能性についてもエビデンスが多数報告されています。ただしオメガ3は酸化しやすいため、冷蔵保存したり使い切るなどの工夫が必要です。

そして肌を保湿しホルモンを作る材料となる油がオメガ6※です。オメガ6は私たち現代人は摂りすぎる傾向があるとされていますが、オメガ3とオメガ6は体の中では作れない必須脂肪酸であるため、食品から摂る必要があります。割合としては「2：1」のバランスで摂ることが大切なので、オメガ3を意識するとよいでしょう。

40代以降、**摂りすぎに注意が必要なのは「砂糖」**です。砂糖は精神の安定や骨の健康に欠かせないカルシウムや、代謝維持に不可欠なビタミンB1を消費してしまいます。年齢的には太りやすくなりますが、無理なダイエットをすると粘液力も低下し更年期症状が出やすくなるのでダイエットにも注意が必要です。

※オメガ6＝不飽和脂肪酸の分類の一つ。代表的なものにコーン油やゴマ油などがある。

良質な睡眠が粘液力を高めてくれる

粘液力を上げるためには良質な睡眠が欠かせません。**粘液が作られるのは成長ホルモンが分泌される睡眠時**だからです。しかも睡眠の質も大切です。

成長ホルモンの分泌は、粘液力の向上だけでなく、肌の生まれ変わりの促進や、傷などの回復、神経や筋肉、脳の疲労解消にも不可欠です。加齢とともに分泌が少なくなるといわれる成長ホルモンですが、成長期を過ぎても工夫することでその分泌を維持することは可能です。

例えば軽い運動を生活の中に取り入れること。適度な筋肉の疲労は脳に「成長ホルモン分泌」の指令を出してくれます。しかしハードな運動は過剰な活性酸素の原因になるため、ヨガやピラティスのようなスロートレーニングがおすすめです。

食べすぎないことも成長ホルモンの分泌に効果があります。空腹を感じると成長ホルモンが分泌されやすくなるので、代謝が落ちて太りやすくなる40代以降は、やはり食べすぎには注意すべきでしょう。

睡眠ホルモンとして知られるメラトニンは、実は若返りにも欠かせません。メラトニンの血中濃度は、1日の中でリズムを持って変化しているので、同じ時間に起床して朝日を浴びることで分泌が安定します。ちなみに就寝前にPCやスマホで目に刺激を与えるとメラトニンが抑制されてしまうので注意しましょう。

40代を過ぎたあたりから睡眠の悩みを抱える人が急増しますが、それも老化のサイン。成長ホルモンやメラトニンの減少が考えられるので、生活全般を見直す必要があります。

40代以降に必要なのは、信頼できるマイ産婦人科

ゆらぎ世代に突入したら必ず一つ持っておいてほしいのが「かかりつけのマイ産婦人科」あるいは「マイ婦人科」です。最近は尿漏れなどの問題に特化した「女性泌尿器科」もあります。

出産を終えている女性や更年期前後の女性であれば「婦人科」領域に強い先生を探しましょう。腟まわりの不快感の相談、更年期症状、美容領域を含むアンチエイジング全般、女性特有の疾病の相談や検査をすることができます。また近年は腟のアンチエイジングに役立つ「腟レーザー治療」を取り入れているところも増えています。シミやたるみなどをレーザーで治療することはよく知られていますが、今は腟にレーザーを当てることで腟の中の細胞を活性化させ、厚みやヒダ、粘液やうるおいをよみが

えらせることができるのです。「膣レーザー治療」は、かゆみ、乾燥、尿漏れ、性交痛などに効果があることが報告されています。「モナリザタッチ」「インティマレーザー（光治療）」というワードで検索すると情報が多く出てきます。

婦人科や産婦人科に対して「性病の人が行くところ」「妊娠した人が行くところ」といった偏見を持っている人もいるようですが、そんなことはありません。思春期・性成熟期・更年期・老年期と女性の一生をカバーしています。「内診台が嫌」という人も多いようですが、これも症状によっては必要ない場合もあるのです。

日頃から膣まわりのお手入れをし、そこが自分にとって「大切な場所」「愛しい場所」になれば、異変を感じた時はすぐに気がつくので病気の早期発見や早期治療にもつながります。そして大切な部分を信頼している人に診てもらうのに慣れておくことは、将来誰かに「介護」してもらう立場になった時の心の準備にもなるのです。

私が膣まわりの話に力を入れる理由

膣まわりの具体的なケア方法に加え、「食事」や「睡眠」といった生活習慣から粘液力を高める方法についてご紹介しました。「食事」や「睡眠」はもちろん大切です。でも「食事」と「生活習慣（睡眠や運動）」だけを完璧にしていれば、私たち人間は健康で幸せでいられるかといったら、そうとも言えないのです。私たちの命の根源であり「安らぎや心地よさ」といったコミュニケーションを叶えてくれる「性（セクシュアリティやスキンシップ）」の部分が健全に満たされなければ、人生はまるで完成しないジグソーパズルのように、何かが欠けたままになってしまいます。

私が膣まわりの話に力を入れるのは、「性医学」が医学・医療の中心に存在するフランスでフィトテラピーを学ぶ過程で、この大前提の重要性を学んだからです。このことを伝えていくことは、私の使命だと思っています。

Chapter
3

ゆらぎ世代の悩みが解消する「うるおい」習慣

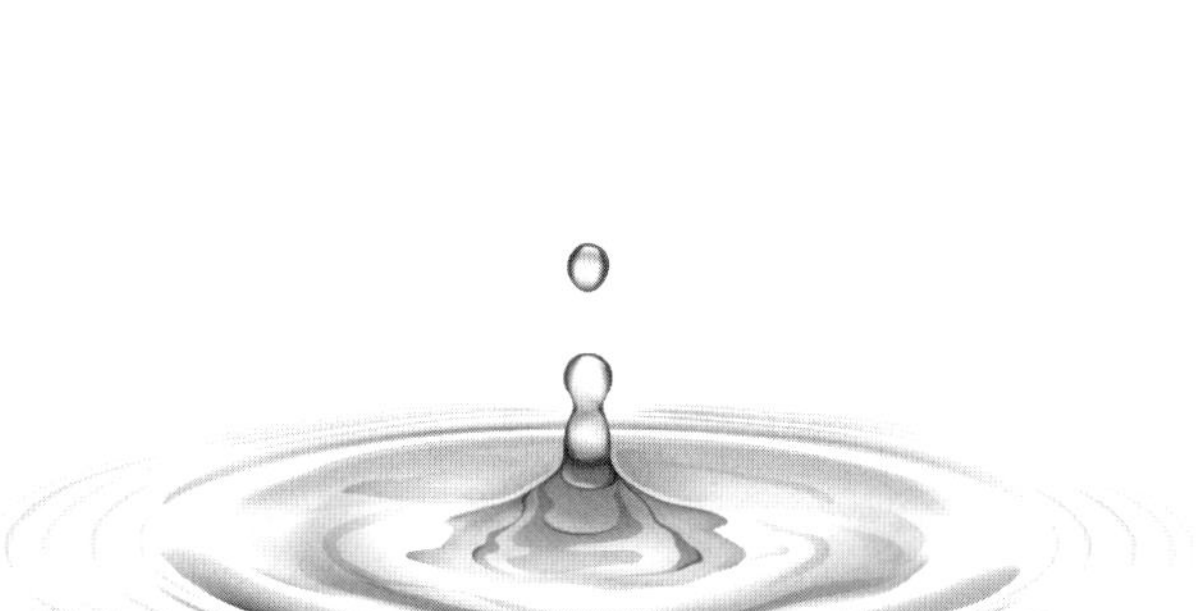

更年期は幸年期に変えられる

「人生100年時代」といわれますが、日本人女性の平均寿命は間もなく女性の2人に1人が90歳に迫ろうとしています。**閉経後の人生が約40~50年も続く**のです。これからは生理のあった期間より閉経後の人生のほうが長くなるという人も増えるでしょう。そして閉経後の人生を幸せに生きられるかどうか、その分岐点となるのがまさに更年期なのです。

皆さんのまわりを観察してみてください。「閉経」をまったく感じさせない女性もいれば、更年期前後から体調不良を繰り返し、なんだか辛そうな女性もいて、その差がどんどん広がっていませんか？　これは、膣まわりを含む体のケアの積み重ねの差か、わずかな知識や考え方の差によるものだと思います。

もしあなたが「更年期だから仕方がない」「閉経したら女は卒業」という考えの持ち主であるならば、それはとてももったいないこと。更年期であっても、いえ、60代、70代、それ以降であっても、年齢に応じた適切な体のケアができれば、女性は生涯女性として人生を楽しむことができるからです。

一番多い誤解が「閉経すると女性ホルモンがゼロになる」というもの。閉経前から女性ホルモンが減少するのは事実ですが、ゼロになることはありません。卵巣から作られていた女性ホルモンは、閉経後は良質なアミノ酸やコレステロール（脂質）を原料として作られますし、皮膚刺激からも作られます。正しい腟ケアや食事も含めた植物療法（フィトテラピー）で賦活させることもできます。それによって女性はいくつになっても女性らしさを失わず、心身ともに健康的に過ごすことができるのです。

それどころか閉経を迎えることで**女性ホルモンのネガティブな影響を受けることがなくなり、女性としての人生を今まで以上に謳歌できる**ようになるのです。

閉経前後の不安を解消する「うるおい」習慣

閉経が近づいてきた時に起こる顕著な変化の一つが「生理周期の乱れ」です。これまで生理周期に問題がなかった人にも起こります。月経期間がダラダラ長く続いたかと思えば、数ヶ月ストップ……。あるいは想定外のタイミングで突然生理が始まる。

この生理周期の乱れによって、ホットフラッシュなどの更年期の症状が現れなかった女性でも「あれ？　そろそろ更年期？　もしかして閉経が近づいている？」と気づくのです。またこの体の変化によって「そろそろ女性が終わってしまうのではないか」という不安が猛烈に湧き上がってきます。特にそれまでの人生で「月経こそ女の証」「閉経＝女の終了」と思い込んできた女性ほど、とてつもない喪失感と焦燥感に襲われてしまうのです。

では、閉経前後の心身の変化を、どのような心構えでいればハッピーに受け止めることができるのでしょうか。

まずは「閉経を迎えたら女性ホルモンがゼロになって女が終わる」という考えは事実ではない、と知っておくこと。何度も繰り返しますが、閉経を迎えても女性は生涯女性です。確かに女性ホルモンは少なくなりますが、性染色体のX染色体が2つある限り女性です。ただし、何もしなければ限りなくゼロに近づき、そのまま老いていくでしょう。

女性は閉経によって新たなステージを迎えます。閉経後の女性の人生とは、出産の役目を終え、本当の意味で女性を楽しむために用意されたスペシャルなものなのです。

少し乱暴な言い方になりますが、排卵があり生理があった長い期間は「生まれながら女であった」だけとも言えます。特別な努力をしなくても、女性ホルモンによって弾力のある肌や女性らしい丸みを帯びた体が維持できていたのです。でも閉経後は「意識的に女になる」ステージに突入します。本当の意味で「女性になる」「女性を楽しめる」のは閉経後からです。そして閉経前後の心の不安を取り除くのに一番効果的なことは、積極的に「女性」を楽しむこと。

ちょっとリッチで、女心を満たしてくれるコスメやサプリメントを使い、エステやスパトリートメントを定期的に取り入れるのもよいでしょう。何より恋愛とセックスとときめく心は大切で、これがオキシトシンやβ－エンドルフィンといった多幸感を与えてくれる脳内物質を分泌させてくれます。相手がいなければ、セクシャルセルフケアで体に快感を与えればよいのです。廃用症候群という言葉があるように、逆にこれをしないと女性ホルモンは枯渇します。ある程度の年齢を超えると男性のほうが女性ホルモンの量が多くなるので穏やかになっていきますが、女性のほうは男性ホルモンのテストステロン量が多くなるため、いわゆる「オニババ化」が進んでしまうのです。

病院に行ってホルモン療法を受けるという選択肢もありますが、**自分で自分の心を満たし、内側から女性ホルモンを充填するパワーのほうがずっと効果的。**

人によっては子育てや介護、仕事で忙しい時期と更年期が重なりますが、閉経前後は**人生のステージが変わろうとしている大切な時期**であることを受け止め、無理をしないことが何よりも大切です。

閉経前後の不安を解消する「うるおい」習慣のポイント

- 女性ホルモンをサポートする食事（P88）やハーブ（P104）を取り入れる
- 旅行、トリートメント、アンチエイジングなど、自分で心にうるおいを与える
- 体がやや辛くなる時期であることを受け止め、無理せず休むことを徹底する
- 生理の煩わしさから解放され、新たな女性の人生がスタートすることを祝福する

更年期症状を緩和する「うるおい」習慣

更年期症状や程度には個人差がありますが、よくある症状として、「のぼせ」「ほてり」「発汗」「抑うつ」「不眠」が挙げられます。更年期障害は病院での治療も可能で、病院で治療する場合はホルモン補充療法、漢方薬、内服薬（睡眠導入剤、抗不安薬、抗うつ剤など）、カウンセリングなどによって治療が進められます。

しかし多くの女性が病院や処方薬に頼らずに症状を緩和したいと思っているようで、私のところにもたくさんの相談が寄せられます。植物療法士として更年期の女性におすすめしている薬草（ハーブ）には、代表的なもので**メリッサ**、**チェストベリー**、**ゴツコラ**、**ラズベリーリーフ**、**ホップ**、**セージ**、**ブラックコホシュ**などがあります。これらの薬草のパワーを総合的に取り込むには、ハーブティーやカプセル、チンキ剤

（抽出液）などを用いると効果的です。**植物のパワーを取り入れることで更年期の諸症状が最低限に抑えられるだけでなく、子宮の老化を緩やかにすることもできるのです。**

紹介したようなハーブや漢方は更年期や女性ホルモンにピンポイントで効果的であり、また包括的に体を整えてくれます。**女性ホルモンの賦活や更年期症状の改善に効果的である代表的な三大漢方薬といえば、当帰芍薬散、加味逍遥散、桂枝茯苓丸など**があります。

プレ更年期の症状におすすめの薬草

更年期の諸症状は、女性ホルモンのエストロゲンが減少することで起こることはよく知られていますので、エストロゲンと同じような働きをする大豆イソフラボンやエクオールを意識的に摂取している人もいるでしょう。同じように女性ホルモンである「プロゲステロン」も分泌量が減少します。しかも、エストロゲンの働きを高めるためにはプロゲステロンの働きも高める必要があることはあまり知られていません。40歳を過ぎて最初に減少する女性ホルモンは実はプロゲステロンのほうです。プレ更年期と呼ばれる不調はここからはじまり、やがてエストロゲンが減少して本格的な更年期症状が起こります。

そのため、**40歳を超えたあたりのプレ更年期の女性に特におすすめしている薬草がブラックコホシュとチェストベリー**です。この2つを組み合わせることでエストロゲンとプロゲステロンの両方がバランスよく活性化するからです。

これらの**植物療法に加え、膣まわりのケアをいち早くスタートすれば、膣粘液が保たれることで更年期症状の予防、あるいは緩和につながります。**

もちろん、植物療法には自然治癒力を高め症状を緩和する力がありますが、病気を治すものではないので、症状が深刻な場合はやはり医療機関に相談することが症状を悪化させないためにも大切です。

更年期症状を緩和する「うるおい」習慣のポイント

・ホットフラッシュ……チェストベリー×ブラックコホシュのハーブ
・イライラ……メリッサ×ラズベリーリーフのハーブ
・抑うつ症状…セントジョーンズワートのハーブ
・不眠……バレリアンのハーブ
・プレ更年期……メリッサ×チェストベリーのハーブ
・柚子湯（イライラや不安を解消してくれます）
・よもぎ湯（生理の前後の不快感を減少させてくれます）
・キャベツ（特に赤キャベツ）に含まれるボロン

セックスレスを緩和する「うるおい」習慣

更年期であるかどうかにかかわらず「パートナーはいるけれどセックスはしたくないし、そういうことはもういいんです」という女性が増えています。「閉経したら性欲はゼロになるのだ」と誤解している人も多いようです。

食欲がなくなったら風邪や心配事があるサインだったりするのと同じで、もしまったく性欲が湧かないのなら、心身の健康状態について心配しなければならないサインといえます。私たち人間も動物ですから、生きている限り、お腹が空いたり眠くなったり、セックスしたくなるのは当然で、**科学的にも人は死ぬまで性欲がある生き物であることは立証されている**のです。

例外的に性欲が湧かないタイミングは産後です。特に授乳中はホルモンが大きく変化することで、セックスどころかパートナーに体を触られるのでさえ嫌になるほどです。早い人で3ヶ月、長ければ3年くらいはそのような期間が続きます。しかし、「産後ではない。体は健康。でもセックスはどうでもいい」という人は、おそらく性に対して蓋をしてきた部分があるのではないでしょうか。

例えばセックス＝卑猥、と思っている。罪悪感がある。自分の膣を含めたデリケートゾーンを見たことも触れたこともない。セックスの経験はあるけれど、それは子どもを産むための行為で快感を得ることはなかった。よくないのに「よい」と嘘をついてきた、イクふりをしていた。これらが性に対する蓋であり、性欲が失われる理由の一つになります。

でも愛する人、大切な人と本当の意味で心と体を通わせることができた時、それは

他のどんな行為からも得ることができない大きな幸福感をあなたに与えてくれます。

「どうでもいい」と諦め、閉ざしておくのはとてももったいないことです。

心に蓋をしていても、経験不足であっても、何歳からでもやり直せます。**まずは自分の膣まわりのケアをはじめることで、性に対する偏見や罪悪感を消していくことは可能**です。お手入れを続けるほどに膣が健康を取り戻し、うるおいが戻ってくれば、自分でも触ることに嫌悪感がなくなりますし、性器に愛着が湧き、ネガティブな偏見もなくなります。うるおいのある膣まわり、お手入れの行き届いた膣まわりであれば、自信を持ってパートナーにゆだねることもできるはずです。

そして性に対する罪悪感や偏見を解くためにぜひトライしてみてほしいことが**「膣の中に指を入れて快感を探る」**ということ。セックスや性的なものに嫌悪感や罪悪感がある人は、膣の中に指を入れることにも抵抗があると思いますが、膣ケアの一環として、手を清潔にしてから指を入れてみてください。そして自分自身で膣の中を知ってください。膣壁の感触、快感ポイント（クリトリス、Gスポット）はどのあたりにあるのか、どれくらいの力で触れると気持ちがよいのか。

これはマスターベーションとイコールではありません。自分の体の探求であり、体の知識の習得です。つまり「性医学」であり「サイエンス」です。まずは自分の体をきちんと理解すること。これができてはじめてセルフセクシャルケア（マスターベーション）ができるようになります。

セックスレスを緩和する「うるおい」習慣のポイント

・膣まわりのケアをする（Chapter2）
・性に対する間違った思い込みを解消する（P54）
・膣の中に指を入れて、膣を知る。快感を探る

性交痛を緩和する「うるおい」習慣

「若い頃はよかったのに、年齢とともにレスになってきた」あるいは**「実は毎回痛みが生じて苦痛」**「閉経前後から、セックスすると出血するようになった」という悩みを抱えている女性も少なくありません。この原因の一つが、**加齢に伴う膣の乾燥と膣の萎縮**です。

加齢とともに膣も乾燥が進み老化します。膣の粘膜が乾燥して粘液が出にくくなれば、性交時に痛みが生じるのは当然です。痛みが生じた段階で対応できればまだいいですが、それを放置したまま行為を繰り返すと、自分にとってもパートナーにとっても「挿入しづらい」「気持ちよくない」となり、それが心理的苦痛や恐怖心の引き金となり、次第に性欲低下（＝レス）につながります。

あまり知られていませんが、**膣の乾燥や萎縮といった自然な老化現象**は更年期前後から加速度的に進みます。女性ホルモンの分泌量が減少していくことは、粘液が出にくくなることも関係しています。加齢によって膣壁も薄くなっていきます。

自然な老化現象ですが、老化を緩やかにするケアをしないどころか、日本人の場合、間違った洗浄や間違った拭き取りなどで、特に乾燥と老化が深刻化した状態になっているのです。

膣液にもいろいろな種類がありますが、まずは自分で自分の粘液の状態をチェックするとよいでしょう。**親指と人差し指で粘液をつまんでみてください。少し伸びるようなトロンとした粘性のある状態がよい粘液**です。**サラサラしすぎている場合は粘液力が低下しているサイン**と捉えてください。

あるいは**膣が乾燥しすぎて粘液がほとんど出ていない、指が1本も入らない**ということであれば、**膣が萎縮している**ということです。

ここまでくると日常生活での感染症リスクも高く、炎症によるかゆみや痛みが生じる可能性もあります。すでにかゆみ止めの市販薬を用いている人も多いのではないでしょうか。萎縮は病院での治療も可能ですが、初期の段階であれば保湿によるセルフケアでも改善する可能性が十分にあります。まずは膣まわりのセルフケア（特にオイルマッサージ）を取り入れてみてください。

そして症状が改善するまでは、パートナーとのセックスにはぜひローション（いわゆる潤滑剤）を使ってみてください。

潤滑剤というと男性のものと思われるかもしれませんが、そんなことはありません。

今は女性向けに開発されたものやオーガニック原料のもの、マッサージオイルのようなものもあります。できればあまり安価なものや化学成分がたくさん配合されたものではなく、**ローズやカレンデュラ、アロエといった女性ホルモンを賦活し、スキンケア効果もあるような、優しい素材のもの**をチョイスすると、腟まわりの乾燥対策にもなります。適切なケアを続け、腟まわりの状態が改善し、ローションが不要になれば使用をやめればよいのです。最近はネットでも購入できます。便利なものは上手に活用しましょう。

性交痛を緩和する「うるおい」習慣のポイント

- **腟まわりのケアをする（Chapter2）**
- **オーガニックローション（潤滑剤）を使用する**

かゆみを緩和する「うるおい」習慣

40代に入ったあたりから女性ホルモンの減少がはじまりますが、このことが女性の膣まわりにさまざまな影響を与えます。膣まわりに起こる変化として顕著なものが「乾燥」です。**特に外陰部にかゆみやひりつきが生じる不快感は、多くの女性が感じるものです。**

女性ホルモンの中でもエストロゲンは、膣まわりを含む皮膚の粘膜のうるおいや弾力を保つ働きも担っています。そのため、若い頃は放置しておいてもある程度は膣まわりのうるおいが保たれ、粘液によって雑菌が繁殖しにくいように維持されています。ところが更年期にさしかかるとエストロゲンの減少が始まり、うるおい&免疫成分である粘液が十分に分泌されにくくなります。

すると膣まわりがどうしても乾燥し、かゆみやひりつきが起こるのです。また粘液が少なくなるほどに、ｐＨバランスが崩れて雑菌が繁殖しやすい環境となり、膣まわりは性感染症にかかりやすくなります。

更年期に起こる不快な症状として代表的なものはのぼせやイライラ、不眠がありますが、この膣まわりのかゆみも更年期の代表的な症状の一つといえるでしょう。しかし**これこそ膣まわりのケアを怠っていたことの代償**です。これから更年期を迎える、という方は今日から膣まわりの保湿をスタートしてください。すでに閉経されている方も、今日から保湿をはじめれば十分回復していきます。

実際にかゆみやひりつきが生じている人の多くが、市販の塗り薬に頼りますが、一度婦人科に見てもらうことも大切です。間違ったセルフケアで症状を悪化させるリスクも減ります。

慌てて婦人科を探すことがないように、遅くとも**40歳になったら「マイ産婦人科」を持っておきましょう**（P94）。もちろん「マイ産婦人科選び」はいつからでも遅くはありません。市販の塗り薬より、処方薬のほうが効果的である場合もありますし、症状がひどい場合は腟のレーザー治療などで萎縮や乾燥を食い止める方法もあります。

また「腟の乾燥・萎縮」だけでなく、性感染症が見つかるかもしれません。

保湿も大事だけれど、乾燥させないことも大事

腟まわりのセルフケア＝保湿と考える人が多いですが、それだけではありません。

実は**「乾燥させないケア」**も大切です。

乾燥させないようにするためには日頃の**「洗い方」**と**「トイレ後の拭き取り方」**を見直すことです。かゆいからといってボディソープでゴシゴシ洗っているようでは乾

燥が悪化します。排尿の後もそっと紙をあてて水分を吸収させるようにするだけで、こすってはいけません。また排便後は肛門まわりを確実に清潔にしておきます。そうでないと雑菌が腟まわりで繁殖し、かゆみが悪化するからです。

かゆみを緩和する「うるおい」習慣のポイント

- 更年期症状の一つと認識し、あらかじめ腟まわりのケアで予防しておく（Chapter2）
- すでに症状があるならマイ産婦人科で治療を受ける
- 排尿・排便後の拭き取りと日々の洗浄を見直す（P74）

尿漏れ・頻尿を緩和する「うるおい」習慣

まず尿漏れについてですが、尿漏れにもいくつかの種類があります。しかし共通しているのは**「骨盤底筋群」**と呼ばれる筋肉の力が弱くなってしまうことにあります。骨盤底筋群とは恥骨から尾骨をハンモックのように8の字型につなぐ筋肉で、子宮・膀胱・直腸を支えるだけでなく、尿道や肛門を締める役割を担っています。いうまでもなく、男性にもある筋肉です。

骨盤底筋群は筋肉ですから、他の体の筋肉と同じように、動かさなければ弱っていきます。しかし、現代人の便利な生活こそ骨盤底筋群を弱くさせてしまっているのです。洋式トイレの普及、デスクワークを含め座っている時間が長く運動不足になりがちな生活をしていること、便利な生理用品の普及で膣を締めるということをしなくなったり……。私たちは普段、骨盤底筋群を意識することなく生活しています。中にはこの筋肉の存在を知らなかった人もいるでしょう。

出産が原因の尿漏れもあります。出産直後は誰にでも尿漏れが起こりますが、咳やくしゃみによって尿が漏れてしまうタイプの尿漏れ（腹圧性尿失禁）は、産後すぐではなく数十年経過してから発症するのです。しかし最近は40代や、出産経験のない20代でさえ尿漏れに悩む人が増えています。

尿漏れの悩みもまずは婦人科、あるいは最近は女性専用の泌尿器科で診てもらうのがベストです。症状によっては内服薬だけでなく日帰り手術で対応できる場合もあります。そして病院でも必ずすすめられるのが**「骨盤底筋群トレーニング」**（P86）です。

体の力を抜き、息を吐きながら膣を引き上げるように締め上げていき、5秒キープしたら、息を吸いながら膣と全身をゆるめていく、というとても簡単な体操です。

簡単な体操ですがその効果は絶大で、1日5分程度の体操を2ヶ月程度継続するだけで、「尿漏れが気にならなくなった」という声が多数報告されています。

また骨盤底筋群のトレーニングによって、**下腹部の脂肪がすっきりした、便秘が解消された、セックスの感度がよくなった**といった嬉しい効果が得られる人も多いようです。

このトレーニングのよいところは、どんな姿勢でもできるところ。朝起きた時、昼休み、寝る前など時間を決めて習慣にしてみるとよいでしょう。将来の「骨盤臓器脱」予防のためにも、尿漏れに悩んでいない人にとっても骨盤底筋群トレーニングは必須です。

頻尿・膀胱炎予防には植物療法もおすすめ

頻尿の場合、膀胱炎やストレスなどが原因であることが多いので病院での治療が必要です。女性は身体構造的に膀胱炎になりやすいのですが、何度も膀胱炎を発症してしまっている人は、膣まわりが乾燥していないかを確認し、ケアも見直してください。膣まわりの乾燥は膀胱炎のリスクも高めます。予防的に植物療法を取り入れるのもよいでしょう。例えば**エキナセア**というハーブは天然の抗菌薬といわれるほど抗菌・抗ウイルス効果が高く、尿路の感染症だけでなく感染症全般に効果があります。またヒースやホーステール、ラズベリーリーフなども膀胱炎対策におすすめのハーブです。

尿漏れ・頻尿を緩和する「うるおい」習慣のポイント

- スクワットなどを中心に骨盤底筋群運動を1日5分継続する
- マイ産婦人科で治療を受ける
- 膣まわりの保湿をすることで膀胱炎を予防する
- 膀胱炎予防に効果的な植物療法を取り入れる

イライラ・孤独・疲労感などを緩和する「うるおい」習慣

どうしようもなくイライラする。孤独や不安を感じる。とにかく疲れてやる気が出ない。朝起きられない。これらも更年期やプレ更年期に現れる特徴的な症状です。

このイライラや焦燥感を抑えるために、あなたはどんな処方を自分にギフトしますか？　スイーツを食べる。一人旅に出る。マッサージを受ける。運動をする。どんな方法でも自分を愛でることができるのであればよいと思います。まずは自分で自分をケアする方法を一つより二つ、二つより三つと持っておくことが大切です。

自分で自分を満たしてあげることでたいていのイライラや焦燥感は解消するでしょう。でもそれが一時的で、やっぱり日常に戻ると、またちょっとしたことでイライラし、穏やかでいられない……。もしそんなことを繰り返す自分にうんざりしているのであれば、もっとしっかり女性性を満たしてあげてほしいのです。

ところで、私が植物療法を学んだフランスに住む女性たちにとって、膣まわりのケアはごく当たり前の習慣です。ではそんなフランス人女性は更年期症状、特にここで問題としているイライラや孤独感とは無縁なのでしょうか？

実はそんなことはありません。フランス人女性だって、閉経を迎えるにあたり心身は変化し日本人と同じような辛さを味わいます。

でも大きく異なるのは、彼女たちが更年期をどう乗り越えるべきか知っている、という点です。更年期、プレ更年期の不調をどうやって乗り越えるか、フランス人女性に聞いてみたらこう答えるでしょう。

「恋をすること！」

女性の体は、セックスをしなくてもスキンシップや恋愛でハッピーホルモンと呼ばれる脳内ホルモン「セロトニン」が分泌されますが、性的にエクスタシーを感じることができればオキシトシンやβ-エンドルフィンと呼ばれる快楽ホルモンがドン！と分泌されます。これらは快楽物質とか脳内麻薬とも呼ばれ、セロトニンとは桁違いのパワーを持ち、一瞬でストレスが吹っ飛び、嘘のように自分が穏やかになれる魔法のようなホルモンです。

ストレスレベルが一気に低下すれば、もちろん血流がよくなり体も温まり、老化のスピードが遅くなり、肌も髪も爪も、当然膣まわりもうるおい、ツヤ、ハリがよみがえります。このことをフランス人女性はよく知っていますから**更年期であっても自分から恋を探しに行き、自分の心と体をうるおいで満たす努力を惜しまないのです。**

とはいえ、フランス人女性だからといって誰もが簡単に恋人が作れるわけではありません。そういった場合、ご婦人たちはごく自然にセクシャルセルフケアをしています。ちなみに皆さんが「大人のおもちゃ」と思っているバイブレーターは女性のヒステリー・更年期特有のイライラ、自律神経失調症などを治療する道具として、イギリスで開発された医療機器だということをご存知でしょうか。

フランス人はこういうことを知っているので何よりもパートナーシップやセックス、あるいは膣まわりのケアを含めたセクシャルセルフケアを大事にしているのです。

日本人女性の場合、一度レスになってしまうと、なかなか復活は難しいという人がほとんど。自分の中でレスを解消したい気持ちがあれば膣まわりのケアとともに、パートナーと向かい合う必要がありますが、どうしてもしたくないものを無理にする必要はありません。セックスがなくても膣まわりのケアをしていれば、まずはうるおいのある体を保つ大きな一歩となります。

年齢と関係なく美しい人、枯れない人とは「センシュアルな人」だと話しましたが、どんな快感も五感を通して脳で感じるもの。センシュアルな人は、感性が豊かですから、周囲に愛を注いだり、自分の趣味に没頭したりするだけでも、セックスをするのと同等の快感を脳で感じることができるのです。だからこそ、センシュアルな女性はいくつになっても美しいのです。

イライラ・孤独・疲労感などを緩和する「うるおい」習慣のポイント

- ときめくことを積極的に探してみる
- 周囲や好きなことに自分からたくさんの愛を注いでみる
- すべての快感は五感を通じて脳で感じるもの。だからこそ感性を研ぎ澄ましておく

Chapter
4

膣まわりのケアからはじまる幸せな老後・幸せな介護

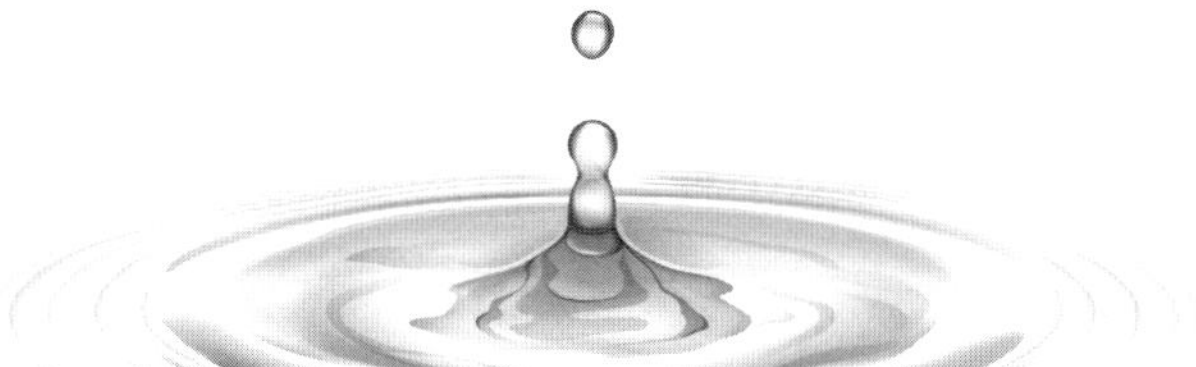

年齢を重ねるほど幸せになる生き方がある

日本は超高齢社会に突入し、それが世界的にも例のないスピードで進んでいるため、メディアからは不安を煽る情報ばかりが流れています。確かにお金のこと、健康のこと、社会システムのこと、どれを切り取っても「一体どうなってしまうのだろう」と不安を抱えずにはいられません。私個人としては、介護施設での虐待のニュースや、介護する側の過酷な労働環境のニュースに触れると、特に心が痛み、胸が張り裂けそうになります。

なぜなら、**本来「長寿」はとても喜ばしいことで、人々に尊敬されるべきこと、**と強く思うからです。

かつての人間社会は戦争や感染症、あるいは飢餓が原因で命を落とすことがほとんどでした。しかし先進国は急速に豊かになり、寿命はどんどん延びています。高齢化は先進国における共通問題です。そして高齢化の進む国では、**がんをはじめ生活習慣によって命を落とす人のほうが圧倒的に多い**時代になっています。でもこれは、ほんの100年前に生きていた人たちが夢にまで見ていた世界ではないでしょうか。かつての人々は「誰でも長寿」を願い、ようやく今それが実現しているのです。できれば**「誰でも健康で長寿」**が実現したらもっと素晴らしいのですが、平均寿命と健康寿命の間には約10年もの隔たりがあるといわれます。

年齢を重ねることを否定せず、年をとるほどに幸せになれる生き方をしたいと私は強く願っています。そしてそれは**ちょっとした努力の継続で実現可能**だと思うのです。
特に**膣まわりのケアは、健康と長寿の両立に役立つ基本の習慣**だと確信しています。

介護の一番の問題は「シモの世話」

膣まわりのケアについては2017年に『潤うからだ』（ワニブックス）という本も出版させていただいていますが、その本の出版後に驚いたことは、介護職の方々からたくさんの反響をいただいたことです。

デリケートな話なので話題にすることが難しいのですが、**皆さんは自分が介護されること、あるいは自分のご両親や義理のご両親を介護することを想像したことがあるでしょうか。**当然、今現在介護をされている方もいるでしょう。

そして介護の問題で一番気になること、あるいは大変なことは、やはり「排泄介助」なのではないでしょうか。介護職の方々から「膣まわりのケア」について反響が多かった理由はここにあると感じます。

年齢を重ねるほど、誰でも体に不自由が生じてきます。健康な人がそうでない方をサポートするのは当然のことです。電車で席を譲る、重い荷物を持ってあげる、大きめの声でゆっくりお話しする。このようなちょっとした気遣いはほとんどの人が何のひっかかりもなくできることだと思います。でも排泄介助となると……。プロの方でもない限り一瞬ためらうのは当然です。しかもそれが**自分の親、特に異性の親だと……厳しくなる**のは無理もないでしょう。

介助する側だけではありません。される側にも当然ながら気持ちがあります。「申し訳ない、恥ずかしい」そんな気持ちでいるお年寄りは少なくありません。**介護する側とされる側、どうすれば双方にとって気持ちのよい介護が実現するのか。**私はその答えを見つけたくて、介護施設での臨床を今も続けています。そしてその答えの一つとして**「膣まわりのケア」**や**「性に対する偏見を解くこと」**が大切だと考えるようになったのです。

介護施設から足が遠のく理由

今は施設に入ることも大変ですが、運よく施設に入れたとしても、それでハッピーエンドというわけではありません。施設に入っている方のご家族にもいろいろな事情やケースがあるので、頻繁に顔を見せに来てくれるご家庭もあれば、長期に渡って誰もやってこないというご家庭もあります。

これまで日本だけでなく各国の介護施設を見て回っていますが、私が一つ鍵になると思っているのが**「においい」**の問題です。

もちろん施設によって差がありますが、なんとなく独特の「におい」のする施設が圧倒的に多いのです。

「におい」の問題がすべてではありませんが、よい香りのする場所に人は引き寄せられるものです。例えば病院にも独特の「におい」がありますが、歯医者さんを中心に、最近のクリニックではアロマテラピーを取り入れているところが増えています。

私の専門である植物療法の一つであるアロマテラピー。アロマテラピーで使用する植物エキスの**「精油」には、殺菌作用や抗菌作用、リラクゼーション作用などがあるので、よい香りがするだけではない、一石二鳥以上の効果があります。**不特定多数の人が集まり、不衛生になりがちな場所に、植物療法の活用は非常に有効です。

現在私がお手伝いさせていただいている介護施設があります。その医療法人社団八千代会副理事長・姜慧氏の八千代会グループ介護付き有料老人ホームメリィハウス西風新都では、清潔であることの徹底とフィトテラピーの活用で、まったく嫌なにおいのしない施設を実現しています。これだけでも働いている人の気持ちが明るくなり、お見舞いに来るご家族の皆さんの顔が明るくなり、もちろん入居されているお年寄りの方々にもよい効果があることが証明されています。他にも植物療法を介護に役立てることはいくらでも可能です。現在、介護施設には痛み軽減オイル、むくみ軽減オイル、褥瘡ケア商品、陰部洗浄液などを提供しています。

実は、私がパリ13大学で植物療法を学んでいる時、祖母が病気で介護の必要な状況になってしまい、私の学んだ植物療法を、排泄物のにおい問題の改善だけでなく、床ずれやむくみのケアにも役立てたいと考えたことがはじまりでした。

私は帰国してすぐに会社を立ち上げていますが、そこで作った第1号商品が「柿のポリフェノール」を利用した抗菌・消臭剤「ハーバルアクア」で、これが大型の介護施設で採用されました。他にも皮膚の再生を促す乳液やクリーム、むくみを解消するお茶などを現在も研究開発、そして製造しています。

そして帰国から5年経った頃、優れたバイオベンチャー企業を表彰する「日本バイオベンチャー大賞」の「近畿バイオインダストリー振興会議賞」を受賞するという栄誉をいただきました。「バイオテクノロジーを駆使して、フィトテラピー（植物療法）やアロマテラピー（芳香療法）を展開し、大学との共同研究により商品を開発し介護施設に提供している」というのが受賞の理由だったそうです。これはとても光栄なことで、今でも私の励みになっているのです。

「におい」の問題が解決すればすべて解決、というわけではありませんが、私たちは「場」から発せられるエネルギーを敏感に感じ取る能力を持っています。そして場が持つエネルギーがよいほど、そこにいる人のエネルギーは上がります。

認知症と膣まわりの深い関係

私はこれまで国内外問わず多くの介護施設に足を運び、排泄介助やオムツ交換をする場面にも立ち会ってきています。

一言でオムツといっても、いろいろなタイプがあります。自立して排泄ができるのであればナプキンや尿漏れパッドタイプで済む場合もありますし、パンツタイプのものもあります。現在そういったタイプのものを使用されている方は、**いつからでも遅くないので骨盤底筋群の運動を取り入れて**（P86）、**その自立した状態を生涯キープできるのが理想**です。

ところが寝たきりになってしまうとテープタイプのオムツに移行します。テープタイプのオムツをしている年寄りの排泄介助を施設にお任せしている場合、プライバシーなどの問題から、家族であってもその場面に立ち会うことができないのが一般的です。

ではどんな風にオムツ交換が行われているのでしょうか。私が実際立ち会って見てきたご婦人の場合の排泄介助風景を一例としてお話しします。

寝たきりのご婦人のオムツを介護士が外すと、だいたい中はムレています。オムツを外した瞬間ににおいが周囲だけでなく本人の方へ戻ってしまいます。介護士はマスクを着用していますが、寝たきりの方はそうではありません。

アンダーヘアや膣まわりには排泄物が当然付着してしまっています。介護士は慣れた手つきで、熱いタオルで丁寧に、そして手際よく、ざざっと拭き取って清潔にします。

しかし、膣まわりの皮膚は非常にデリケート。何もしなくても乾燥が進むことはこれまでご説明してきたとおりですが、そこを熱いタオルで拭き取ると、ますます乾燥が進み、やがて切れたような状態になって痛みが伴います。

その状態のままオムツをつけ、小さな傷にまた排泄物が付着するので、さらに痛みや炎症が悪化してしまいます。女性の高齢者の4人に1人は骨盤臓器脱ともいわれますが、その場合は排泄物と内臓が接触してしまうこともあります。

これはよくある光景であり、決して特殊なケースではありません。

しかし膣まわりに痛みや不快感をがあっても、多くのご婦人はそれを口にすることができません。

若い頃から性に対してオープンで、介護されることになった場合の心の準備ができていた方であれば別かもしれませんが、ほとんどの高齢者が**「申し訳ない」「早く終わらせてほしい」「情けない」「私はもう無用な人間だ」**、そんな気持ちで口を閉ざしていくのです。

特に、脳機能は衰えていないのに、体だけが不自由で排泄介助をしてもらう場合や、異性の介護士に介助してもらうご婦人の気持ちは、おそらくその立場にならないと理解できないものであり、想像を絶するものでしょう。自分がその立場になったことを想像してみるのも容易ではないはずです。

ほんの一言「痛いのでクリームを塗ってほしい」「お医者さんに診てもらいたい」と伝えられたらどんなにいいか……。

しかし、若い頃から「膣まわり」をしっかり見たこともない、触ったこともない、どんな状態がよい状態なのかさえわからない……、それでは痛みが生じてもそれに向き合うことも、伝えることも難しくなってしまうのです。

「(介助)してもらっているのだから、それだけで有り難い」「こんなものだろう」と、痛みや不快感を受け入れてしまう方が圧倒的に多いのです。

不快感と心の傷が認知症を加速させることも

しかも話はこれだけでは済みません。

排泄介助で不快に感じたり、心の傷を重ねたご婦人の方々の中には、残念ながらその後、認知症が進んでしまうケースが多数報告されているのです。

認知症にもいくつかの種類があり、進行してしまう理由はさまざまですが、一つ考えられるのが、**自分の尊厳を維持するために防衛本能が働き、認知症になったり、認知症が進行してしまうことがある**ということです。

完全に認知症が進んでしまうと、オムツの中に手を入れて排泄物を直接触ってしまったり、介助を嫌がって暴れてしまったり、ますます状況は悪化してしまいます。これは本人にとっても介護士にとっても最も避けたいケースです。しかしこれが多くの介護現場で起こっている現実なのです。

これは他人事でしょうか？　すでに4人に3人はオムツが必要な時代とされていて、2人に1人は介護施設や病院で亡くなる時代です。「自分は死ぬまで自立している」と強い気持ちでいることは大切ですが、一方で**「ゆだねる」ことの心構えと準備をしておく必要が誰にもある**と思うのです。

スムーズな排泄介助を実現するためにできること

する側とされる側、お互いにとってスムーズな介護や介助を実現するために今からできることは何でしょうか。特に排泄介助については

・膣まわりのケアを習慣化してコンディションを整えておくこと
・排泄や性を当たり前のこととして受け入れ、その話がきちんとできること
・できればアンダーヘアを処理しておくこと

これらをしておくだけでも、介護される側になった時に、堂々とゆだねられ、自分がどう扱ってほしいかをきちんと伝えられるはずです。**超高齢社会にとって、膣まわりのケアは最低限のマナー**といえます。

介護される立場になってから、慌てて膣まわりに向き合うというのはとても難しいこと。若いうちからしっかり準備しておく、慣れておくことがとても大切です。その準備をはじめるのに最適な時期がまさに「更年期」です。

ちなみに膣まわりのケアを当たり前の習慣にしているフランスの介護施設では、オムツの着用率が非常に低く、またオムツになったとしてもそれは本当に亡くなる数日前といった、ごくごく短期間であることが多いようです。面倒臭がらずに、今から膣まわりのケアを行い、健康で清潔な状態を保っておくのと、無視をして放置して乾いた状態にしておくのでは、どちらが自分にとって心地よいことでしょうか。今の自分だけでなく、将来の自分にとっても、です。

自分が介護されることになった場合、自分にとっても介護してくれる人にとっても「幸せ」なのは「うるおっている膣まわり」、と私は思うのです。

愛のある介助ならセラピー以上の効果がある

現在、私のお手伝いしている広島の介護施設では、介助する側とされる側の双方が少しでもハッピーでいられるように、排泄介助の場面でも植物療法を用いたいくつかのテクニックを採用してもらっています。

例えば、膣まわりを拭く熱いタオルは専用の陰部洗浄液に変え（簡易ビデのようなもの）、摩擦や乾燥を極力避けるようにしています。専用洗浄液であれば、ウォシュレットのようなやわらかい水圧で排泄物や汚れをさっと落とすことができ、なおかつ保湿効果も得られるからです。その後は専用のパウダーやオイルを使用し保湿&保護をして、トラブルを予防するようにケアしています。要は**赤ちゃんのオムツ替えをするのと何ら変わらないケア**です。

膣まわりのうるおい、つまり粘液力は免疫力ですから、これだけでも入居者の感染症をはじめとした疾病リスクを減らすことが可能です。

そしてオムツを取り替えてもらった後、膣まわりが快適であれば、車椅子であってもご婦人方はちょっと口紅を塗って、他の入居者がいる食堂へ移動し、他の方と交流を楽しもうと積極的になったりもします。

膣まわりの不快感がないだけで、内側から自然に活力が湧いてくるのです。

愛のある介護や介助はまさにセラピー。いえ、セラピー以上の効果があります。

80代でも90代でも、介護士やご家族との関係が素晴らしければ、女性性も認知力もどんどん活性化するのが、人間の持つ計り知れない底力なのです。

介護する側の心と体こそ愛とうるおいで満たしてほしい

介護する側、つまり介護士やご家族の方々が高齢者の「膣まわりのケア」をストレスなく行うようにするには、抽象的な表現になってしまいますが、する側の心と体こそ愛とうるおいで満たしておく必要があります。

例えば、私のお手伝いしている施設では、入居者の方だけでなく、実は働いている職員の方々への植物療法の投資が多くなっています。

介護士さんに疲れが見えたらビタミンCや抗酸化成分がたっぷり入ったハーブティーを提供し、感染症の季節にはエキナセアなど抗ウイルス作用のあるハーブティーやチンキ剤を摂れるようにしてもらっています。

職員の皆さんは、肉体的な疲れが溜まりやすいので、筋肉疲労解消に効果的なオイル、リラックス効果の高いオイル、時差ぼけや睡眠不足に効果的な自律神経を整えるオイルなど、効能別に用意したオイルも自由に使ってもらいます。

香りやテクスチャーの心地よいオイルやドリンクを自分の体に取り入れながらセルフケアすると、それだけで気持ちが前向きになり、自分の心をうるおいで満たすことの一歩になります。

そして**膣まわりのケアについても、まずは職員の方々に実践してもらう**ようお話ししています。自分だったらどう触れられたいか、どうしておくと心地よいのか。まずは自分で自分のケアができなければ人のケアなんてできませんし、相手の気持ちを推し量ることもできません。

膣まわりも含め、自分の体を心地よい状態に保っておくこと。自分が満たされた状態であること。心身がうるおっていること。そうでなければ人に愛は与えられないのです。ですから、植物療法を用いたセルフケアや現場での活用法を学ぶ講習会は毎回大盛況です。

現在、介護する側にいる方は、「ちょっとわがままかしら」と思うくらい、自分を大切にする時間を確保してほしいと思います。

ここでもキーワードは**センシュアル**です。**「気持ちよさや心地よさ、何を好きと思うか、何に幸福を感じるか、五感をフルに使って感じ取る力」**を最大限に活用し、状況がどんなに過酷でどんなに忙しくても、そこばかりに囚われず、自分らしく人生を楽しめる時間を優先的に確保することも大切にしてほしいのです。

今はそれどころじゃない、仕事以外は寝ていたい。綺麗事を言うな。そんな声も聞こえますが、それでは一体誰のための人生でしょう。何のための仕事でしょう。

心がカサカサしてきた、イライラしてきた、余裕がない。誰にでもそんな時はあります。特に、介護をしている方の中でも更年期と重なっている女性であれば、自分の体だって楽な時期ではないのです。率先して自分を優先し、自分のコップを満たしておくことが、人をケアする立場にある人のマナーではないでしょうか。

私のお手伝いしている施設では、これらのことを実践してもらうようになってから施設内はいつも明るく清潔で、入居されている方々も本当に心からの笑顔で楽しそうに過ごしてくれています。この施設をモデルにしたいと、同じように急速な高齢化が進むアジア各国から視察が来るほどです。

介護する側に余裕があること。介護する側が腟まわりの取り扱いを心得ていること。性に対する偏見をなくすこと。これだけで、排泄介助だけでなく介護の仕事は驚くほどスムーズになります。

介護する側、される側の愛あるコミュニケーション

介護の仕事をされている方、今自宅で介護に取り組んでいる方には、相手の方と愛のあるコミュニケーションをぜひ楽しんでほしいと思います。

オムツを替える時に、無表情で目も合わせず、さっと終わらせようとするのではなく、例えば「今日はプリッとしていますね」「今日はツヤがありますよ」なんて言いながら、笑顔で声をかけてあげてほしいのです。それだけでご婦人たちはパッと明るい表情を取り戻してくれますし、介護がセラピーに変わります。

そうやって「明るい時間」「楽しい時間」を少しずつ積み重ねていくことで、いくつになっても人は必ずよくなっていくのです。たとえ体が不自由になっても、最後は

とても穏やかに、そして美しく息をひきとることができるのです。

介護の問題が綺麗事では済まされないことはよくわかっています。でも人生の終盤がハッピーでなければ、やはりどこかが間違っていると思います。

介護される側になっても堂々と

自分が介護される側になっても「申し訳ない」なんて思う必要はありません。子どもを宿し育て産んだ、立派な腟まわり。その機会がなかった方も、毎月の生理で頑張ってきた腟まわりです。すべての女性は頑張り屋さんで働き者。その頑張りを、たくさんの愛と悲しみを、腟まわりが受け止めてくれたのです。腟まわりはあなたの聖域。その聖域を、堂々と、安心して他人にゆだねてください。**「よろしくね」とゆだね、今度はうるおいを与えてもらえばよい**のです。

母から娘へ。女性から女性へ。子どもを幸せにする性教育

膣まわりだけが持つ機能。生殖器としてだけでなく、感覚器としての役割。これを女性が女性に伝えていくことがとても大事だと考えています。これまで日本人は性のことをあまりに閉ざしてきたため、性教育についても家庭で行うことはほとんどありません。それどころか「性に興味を持ってはいけない」「聞かせたくない、教えたくない」という親御さんが多いようです。

でもそれで本当によいのでしょうか？　わずか1～2歳であっても、子どもは「からだ」に興味を持ち性器であっても他のものと同じように触りますし、スキンシップだって大好き。大人の「からだ」に興味を持つのも自然のことです。3歳にもなれば男女の違いが理解でき、小学校に入れば、異性を意識するようになります。小学校高

学年になれば、女の子は胸が膨らみ、初潮も迎え、少女へと成長していきます。その成長や変化をその子どもが素直に受け入れ喜べるかどうかは、親御さんが「性」をどう伝えるかにかかっています。

何より子どもに「からだ」の正しい知識を伝えてあげることこそ、望まない妊娠や性暴力、性的虐待から自分を守ることにつながるのです。

女性として最も大切な腟まわりは、女性にしかできない妊娠・出産の準備を毎月してくれていること。愛のあるセックスで、腟まわりは快感を覚え女性を輝かせてくれること。腟まわりは目や鼻と同じくうるおいが大切で、だからこそ正しいケアが必要であること。こういったことを恥ずかしがることなく、大切な知識として伝えてほしいのです。女性であることの素晴らしさ、本当の意味で自分を大切にするということ、これを若い女性に伝えていくことは大人の女性の責任です。

Q1. ケアする時にどうしても嫌な気持ちになってしまいます

A1. 無理にケアをする必要はありません。できることからはじめてください。トイレの後の拭き取りを今より優しいタッチに変えるように意識したり、それを専用のワイプ（拭き取りシート）に変えてみることもケアの第一歩です。保湿やオイルマッサージは少しずつ取り入れてください。また、気持ちよくケアをスタートしたのに途中で気分が悪くなった場合も中断して大丈夫です。

Q2. 洗浄やマッサージはどうしても専用の商品でないとダメですか？

A2. スキンケアと同じで、すべての人の肌に安全を保証できる商品はありませんが、パーツの肌構造や特徴を考慮して、極力トラブルが起こらないように設計された専用商品のほうがより安心ということです。膣まわりをボディソープでゴシゴシと洗い、しみる人もいれば、問題ない人もいますが、それを続けると膣まわりが乾燥して硬くなってしまうことは避けられません。

Q3. 生理中のケアはどうすればいいのですか？

A3. 先のページで紹介している通常どおりの洗浄と、肛門も含む腟まわりの保湿のみで十分です。オイルマッサージまでする必要はありません。骨盤底筋群運動については生理中に行っても問題ありません。

Q4. 腟や腟まわりにオイルを塗って大丈夫なのですか？

A4. 専用のものを使うことと、商品に書かれた使用方法に沿うこと（使用量や洗浄の有無など）を守れば問題ないはずです。オイルの種類によっては肌に合わないこともありますので、パッチテストをしてから使用すればより安全です。安価だからという理由で食用のオイルなどで代用し、自己流にケアをするとトラブルが起こることも考えられます。腟まわりのオイルケアそのものは、アジアでもヨーロッパでも伝統的に行われているものですし、日本でも最近は産院などで少しずつ導入されてきている安全性の高いケア方法です。

おわりに

植物療法士の私が「腟まわりのケア」を糸口に、「性のあり方」や「介護」にまでつながる壮大なお話をさせていただくようになって10年以上が経過します。増え続けるセックスレス、不妊、若年性更年期障害あるいは更年期障害、熟年離婚、うつ病などの精神疾患、介護問題、孤独死問題など、私たちにとってごく身近な問題が「腟まわりのケア」とつながっているのは不思議な感じがしたかもしれません。

しかし、これらの問題の根底には共通して「愛の欠如」があります。一体何への愛が欠如しているのかといえば、体であり心でもある「性＝セクシュアリティ」の部分ではないかと思うのです。セクシュアリティが満たされることは、男女ともに重要で、この部分が満たされているかどうかは、生命力にまで関わってきます。

明治時代くらいまでは、日本も子沢山の国で、性に対するユーモアやおおらかさがあったことは春画などを見てもわかります。それがいつしか、ガチガチでヒステリック、そしてアンタッチャブルなものへと変わってしまったようです。
しかし「膣まわりのケアは生きる上での基本」ということは、セクシャルな話という以前に薬理学や生理学、サイエンスの話。自分のセクシャルな部分を探求し、愛を注ぐことは、健全な心身を育むことにつながり、それが満たされると周囲へも愛と優しさをたっぷり注げる、大人の女性として成熟していくのです。

膣まわりの話をする目的はたった一つ。一人でも多くの女性に、内側から湧いてくる確固たる幸福を感じてほしいだけです。40代より50代、50代より60代、いや、100歳の今が一番幸せ！ そう胸を張って言える人生を送りたいと思っています。

最後に、フランスの植物療法の恩師・婦人科医のベランジェール・アルナール先生、山王メディカルセンター女性医療センター長の太田博明先生、医療法人社団八千代会副理事長の姜慧さん、そしてこの本を手にとってくださった読者の皆さん、本に関わってくださったすべての皆様に感謝申し上げます。

２０１８年12月　森田　敦子

森田敦子（もりた　あつこ）

◆プロフィール

植物療法士。大学を卒業して、念願だった航空会社の客室乗務員の仕事に就くも、ダストアレルギー気管支喘息を発病。その治療として植物療法に出会い、驚くほどの効果を実感。本場のフランスで学びたいと、航空会社を退職し渡仏。フランスでは4年間滞在し、フランス国立パリ13大学で植物薬理学を本格的に学ぶ。その後、植物療法に基づいた商品とサービスを社会に提供するため、会社を設立。２００３年には日本バイオベンチャー大賞近畿バイオインダストリー振興会議賞受賞。中目黒にてＡＭＰＰ認定・植物療法専門校「ルボア フィトテラピースクール」を主宰。著書に『潤うからだ』『私のからだの物語』（ワニブックス）『感じるところ』（幻冬舎）など多数。

本書は二〇一八年一二月小社刊『枯れないからだ』を新装したものです。

枯れないからだ 新装版

二〇一八年一二月三〇日　初版発行
二〇二四年七月二〇日　新装版初版印刷
二〇二四年七月三〇日　新装版初版発行

著　者……森田敦子

発行者……小野寺優

発行所……株式会社河出書房新社
〒一六二-八五四四　東京都新宿区東五軒町二-一三
電話　〇三-三四〇四-一二〇一（営業）〇三-三四〇四-八六一一（編集）
https://www.kawade.co.jp/

構成・企画……荒原 文
イラスト……ササキユマ
装丁……阿部ともみ（ＥＳＳａｎｄ）
本文デザイン・ＤＴＰ……石垣和美（菊池企画）
編集・組版……菊池企画
企画プロデュース……菊池 真

印刷・製本……ＴＯＰＰＡＮクロレ株式会社

Printed in Japan　ISBN978-4-309-29418-6